だいわ文庫

ぐっすり眠ってスッキリ目覚める

快眠のための朝の習慣・夜の習慣

内海裕子
白川修一郎＝監修

大和書房

本書の趣旨・目的

本書は、健康的で心地良い毎日を送るための眠りについて知りたい方のために、日々の生活で取り組みやすい生活習慣のヒントやライフスタイル提案を目的としています。

3週間以上にわたる不眠など、既に悪影響を感じている方は、医療機関などを受診し、しかるべき治療をうけることをおすすめします。

また、子どもの眠りに関して知りたい方は、巻末の子どもの睡眠の参考図書をご参照下さい。

本書を読み、実践することで期待できる効果

- ぐっすり眠り、良質の睡眠を得られやすくなる
- 寝付きやすくなる
- 夜中に目覚めにくくなる
- 朝、起きたい時間に目覚ましなしでも目覚めやすくなる
- 日中快活に過ごしやすくなる
- 夜型生活を朝型生活に改善しやすくなる
- 生活習慣が整いやすくなる

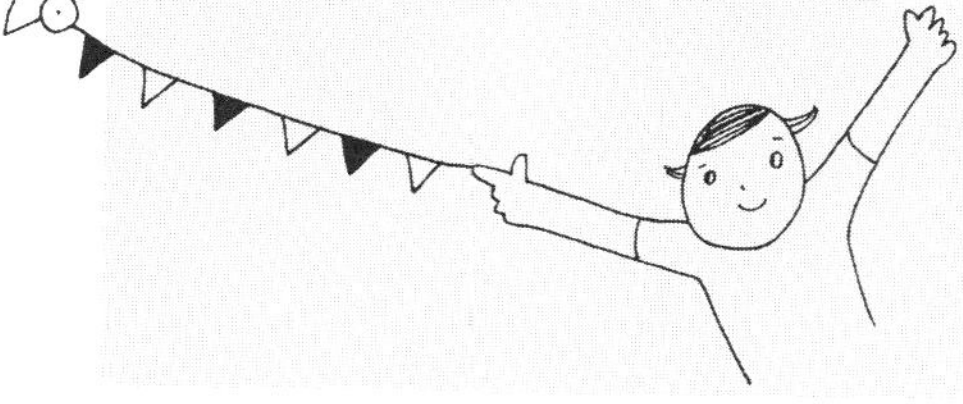

いつもの自分より、

「ちっちゃな事で、イラッとしてしまう」

「なぜか集中できない」

「ココロがモヤモヤする」

という時ありませんか？

はたまた、

「太りやすくなった気がする」

「胃腸の調子が思わしくない、便秘気味」

「風邪を引きやすくなった気がする」

「肌の調子が悪い」

ということはありませんか？
もしかしたら、これらの不調には、
あなたの**「眠りの習慣」**が影響しているかもしれません。

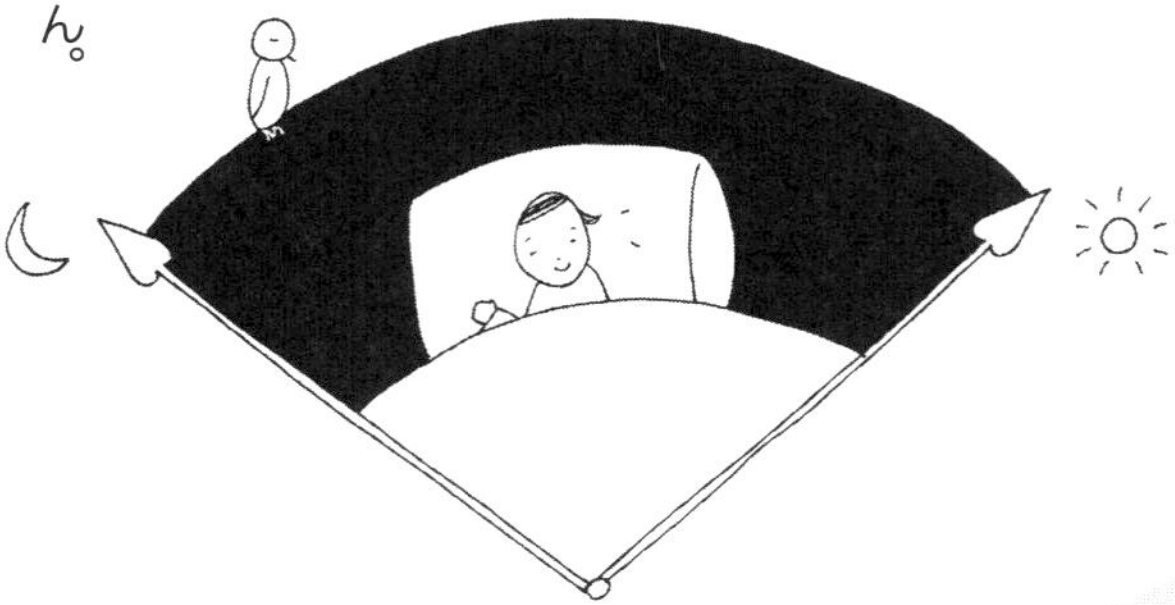

どんなに忙しい日々の中でも、

「朝から、調子がいい！」

「日中、ずっと冴えた自分で過ごせる」

「夜もリラックスできて、ぐっすり眠ることができる」

そんな毎日が過ごせれば最高ですね。

そんな自分になるためには、
ほんの**小さなコツ**があるのです。
一つも難しいことはありません。
少しだけ、自分の**カラダのメカニズム**を知って、
いつも快調な自分で過ごせるように。

誰でも簡単にはじめられる快眠のための朝と夜の習慣。

あなたも今日からはじめてみませんか？

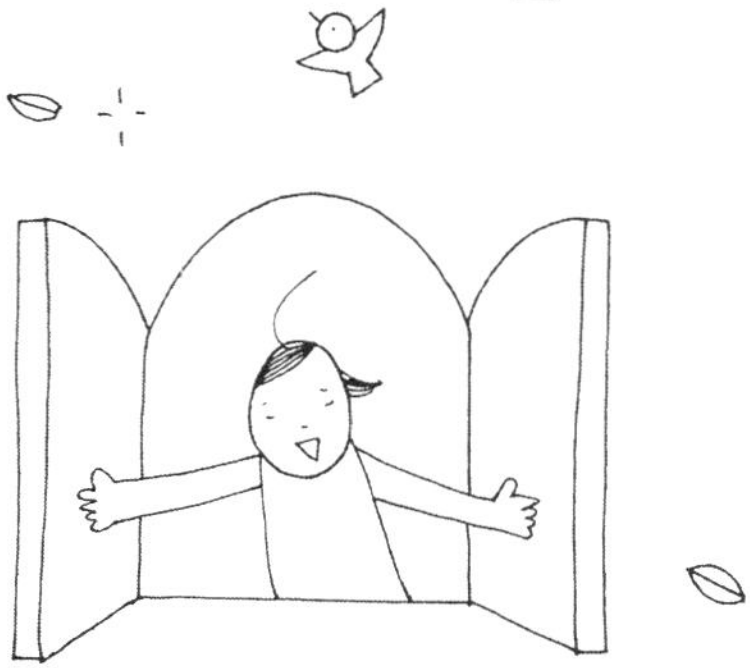

□ 寝る直前までベッドの中でテレビをみたり、パソコンをしたり、本を読む

□ 寝るときは部屋着やジャージで寝てしまう

□ 寝室がちょっと散らかり気味

□ 寝る前にリラックスできていない気がする

□ 寝る時間がバラバラだ

□ いつも、寝る時間が午前０時を過ぎてしまう

□ ベッドの中であれこれ悩みがち

□ 寝付きが悪い

□ 眠くないのにベッドに入って、眠れずに焦ることがよくある

□ 休日は寝だめしがちで、平日の起床時間より２時間以上は起きる時間をずらしてたっぷり寝る

□ 睡眠時間は慢性的に不規則

□ 睡眠中に目が覚めることがよくある

□ 眠っているのに、ぐっすり眠った感じがしない

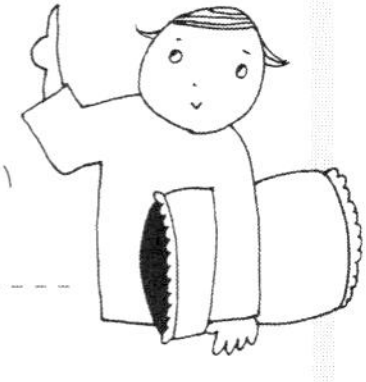

チェックに一つでも✔がつき、各満足度の点数が感覚的に低い…と感じられる場合は、快眠度数が低いようです！
本書を参考にして快眠生活を目指しましょう。

あなたはよく眠れてる？

快眠チェック ☑

- □ 朝起きたら、陽光がまぶしいのでカーテンはできるだけ閉めっぱなしにしている
- □ 朝食は食べない
- □ 朝早く目覚めすぎてしまう
- □ 日中、基本的に座っていることの方が多い
- □ 趣味はなく、気分転換ベタだと思う
- □ 日中、あまり社交的に人と接しない
- □ 帰宅後、うっかり仮眠をとってしまうことがよくある
- □ 夕食を食べた後にコーヒーやお茶などを飲む習慣がある
- □ 寝る直前に夜ご飯や夜食を食べることが多い
- □ 夜のコンビニが好き。よく立ち寄る
- □ 夕食後にポテトチップスや甘いお菓子に手を出してしまいがち
- □ 夜はシャワーを浴びるのみ
- □ 寝る直前までケータイの画面を見ている

最近1週間の

・睡眠の満足度	点	・寝起きの気分	点
・寝付きの満足度	点	・朝食の食欲	点
・熟眠の満足度	点	・日中のスッキリ度	点

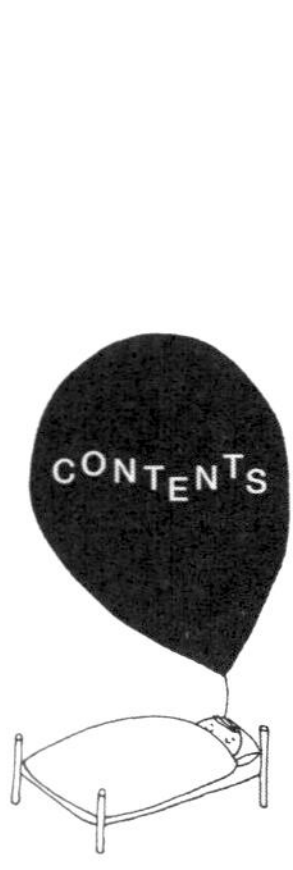
CONTENTS

2章 毎日を快適に過ごすための眠りのメカニズム入門 77

3章

快眠のためのキホンの習慣 99

夜、ぐっすり快眠を促す7つの習慣……132

4章 不安やストレス、環境の変化で眠れないあなたのためのQ&A 149

5章 快眠のためのココロとカラダにやさしい寝室環境づくり 187

6章 快適な一日と快眠のためのタイムマネジメント術 213

column

はじめに

本書をお手に取っていただき、ありがとうございます。

日々、睡眠改善インストラクターの私のもとには、

「毎日ぐっすり眠って、スッキリ目覚めたいのだけど、どうしたらいい？」

「睡眠不足でボーッとしがちなんだけれど、何とかならないものか？」

という悩みがたくさん寄せられます。

どこに住んでいても、どんな人にも、平等に与えられた1日。

できるだけ、朝からカラダもココロも気持ち良い状態で過ごしたいというのは、万人共通の願いなのではないでしょうか。

しかし、現代に生きる私たちは、朝から晩まで忙しい毎日を送っています。

1日24時間という限られた時間の中で真っ先に削られやすいのが睡眠時間です。

ご存じの方も多いかと思うのですが、3人に1人は眠りに問題を抱え、5人に1人は不眠症の悩みを持つという私達日本人。その睡眠事情は世界の中でも深刻です。

「目覚めている時間」と「眠っている時間」は表裏一体。

快活な日中は良眠につながり、良眠は健やかな翌日をもたらしてくれます。

「起きている時間は能力を発揮して集中力高く過ごし、思う存分楽しみたい」という想いをお持ちでしたら、これから本書で解説させていただく眠りの話は、目からウロコな内容かもしれません。

どれも、睡眠科学の解明に多くの時間を注いでいる世界中の研究者たちの努力によって導きだされた最新の知識と技術です。

とはいっても、難しいことは一つもないので安心してください。

起きている間、私達の脳は疲労します。この疲労は「眠り」でしか取り除くことができません。

カラダを休ませることで回復させていると思いがちな睡眠ですが、睡眠という生命現象は、カラダよりも脳（大脳）の機能が低下することによって、脳が「休息が必要ですよ！」と要求をしている状態なのです。

もし、脳が過労状態になってしまうと、ココロにも障害が出てきてしまいます。より良いメンタルヘルスを保つためにも睡眠は大切です。

同じ自分で、同じ一日を過ごしていても、質の良い睡眠をとれている日と、とれていない日では、生活の質がガラリと変わってきます。
もし、あなたが質の良い眠りをとれていない、と感じるのであれば、本来あるべき自分の脳のチカラ＝能力を活かしきれず、ちょっぴり人生を損して生きているかもしれません。同じ時間を、同じ自分で過ごすのであれば、スッキリと快適な自分ですごしたいものですね。

本書では、ちょっと難しい睡眠科学の世界をできるだけわかりやすく解説し、ぐっすり眠ることで心身のケアを十分できる夜時間、目覚めたそばから快調に過ごすための朝時間と、一日の使い方のコツを具体的にご紹介します。これを最近では「寝活《ねるかつ》」と言うのだそうです。
快眠のための習慣を日々の生活に取り入れていただき、より良質で健康的な毎日を過ごすためのヒントにしていただければ幸いです。

内海裕子

1 章

誰も教えてくれなかった いちばんいい睡眠法

寝ツキが悪い、眠れない。
朝スッキリ起きられない、ボーっとしている。
日本人の３人に１人が睡眠に不満を感じている現代。
＊
「ぐっすり眠って、スッキリ目覚める」
簡単なことのようだけれど、
これがなかなかうまくいきません。
＊
一体何時間眠るといいの？
寝だめは本当にできるの？
この章ではこんな睡眠の素朴な疑問にお答えします。

Q.1

眠りが浅いな……と思った時の対処法はありますか？

A. 一時的に、30分～1時間ほど遅寝⇒早起きを決行してみて

いつもと同じように寝ているのに「眠りが浅いな……」と思う時には、「いつもより早く寝よう」と思いがちです。

実はこれが逆効果。いつも眠る時間の2～4時間前というのは、最も眠りにくい時間帯です。

ベッドの中でモンモンとしながら「早く寝なくては」という不安と焦りで、ますます眠りにくい時間が続きます。

ようやく眠ることができても、長い間ベッドの中にいると、睡眠は浅くなり、熟眠感は減少。夜中にも目が覚めやすくなってしまうのです。

これが続くと『ベッドの中＝眠れない場所』という意識付けがされ、眠りにとって

はあまりよくない結果を招きます。
7時間以上眠っていて「眠りが浅い」と思った時には、むしろ積極的に遅寝、早起きを決行してみてください。極端な遅寝早起きではなく、いつもより、30分、1時間程度を目安にするのがおすすめです。

目覚めている時間が長くなった分、睡眠の必要性（睡眠圧）が高まります。すると、スッと眠りに入ることができて、深い睡眠も現れやすくなります。睡眠に必要な時間だけベッドの中で過ごすことができるため、「ぐっすり寝た」という熟眠感も増しやすくなります。

ここで、遅寝するからと言ってテレビを見たり、PCや携帯電話で仕事をしたり、ネットショッピングをしたり、激しい運動をしていいかといったら違います。

ほの暗い環境の中で、ゆるゆるリラックスしながら、眠気が来るのをゆったり待って、眠りの環境を整えましょう。

Q.2

寝だめって、本当にできるの？

A. 基本的にはできません

「寝だめ」という言葉、みなさんよく使いますよね。しかし、睡眠は基本的にはためることができません。「寝だめ」は、睡眠をためているわけではなく、平日の睡眠不足の負債が、借金のように積もりに積もって、それを返済しなければいけない状態です。ですから、睡眠科学の世界では、「寝だめ」ではなく「睡眠負債の返済」と表現します。

平日は忙しくて睡眠不足の人が、日頃の睡眠不足を補うために、週末、寝だめと称してお昼頃まで眠っていると、体内時計はあっという間にバランスを崩してしまいます。

週末に、大幅に崩れた体内時計のリズムは、いわゆる「ブルーマンデー」を引き起こします。

ブルーマンデーになると、月曜日の午前中は、ボーッとして仕事や作業がはかどらない、気分が沈んでしまう、いろいろ不平不満を言いたくなる……といった、冴えない自分ができあがってしまいます。

また、たいてい月曜日だけでは、体内時計のリズムは整わず、水曜日くらいまでこの状態が続いてしまいます。

すると、どうでしょう。平日で快適に過ごしているのは、木曜日、金曜日の2日間だけ！ そして、また、冴えない自分で、夜遅くまで残業するような睡眠不足の生活を続けていると、土日には、お昼頃までに二度寝、三度寝……という悪循環におちいってしまいます。

人間の体内時計は、そんなに大きな時間の変動にはたえられません。せいぜい、1週間を通してプラスマイナス2時間程度にするのが快適に過ごすコツです。

それでも、睡眠不足を解消できない方のために、74ページで正しい解消の仕方をご紹介させていただいたので参考にしてみてください。

Q.3

レム睡眠とノンレム睡眠って何でしたっけ?

A. レム睡眠は夢みる睡眠、ノンレム睡眠は脳と体を休息させる眠り

初めて「レム睡眠・ノンレム睡眠」という言葉を聞いたのは小学生の理科の時間ではないでしょうか。この言葉の語感が良いので、睡眠には「レム睡眠・ノンレム睡眠」があるということは大人になっても覚えている人がとても多いようです。

しかし、講演などで皆さんに質問しても、「一体浅い眠りなのか、深い眠りなのか?」「いったいなんだったっけ?」という方がほとんどです。

ここで、あらためてレム睡眠・ノンレム睡眠ってなんだろう? ということを簡単にお話ししておきます。

レム(REM)睡眠というのは「Rapid eye movement sleep」という英語の略です。

・Ｒａｐｉｄ＝急速
・Ｅｙｅ＝眼球
・Ｍｏｖｅｍｅｎｔ＝運動
・Ｓｌｅｅｐ＝睡眠

読んで字のごとく「急速に眼球が動いている睡眠」ということです。

ノンレム睡眠も同様に訳してみてください。否定語の〝ノン（ｎｏｎ）〟が頭についているので「急速に目が動いていない睡眠」と訳されます。

また、ザックリと説明をすると、次のようになります。

・「レム睡眠」は夢をみ、心をメンテナンスし、記憶を整理固定し、脳を活性化させる眠り
・「ノンレム睡眠」は脳を休息させ、身体の修復・再生を促し、体はしっかり休んでいる状態の眠り

もう少し、詳しく解説していきましょう。

目が動いているレム睡眠中は、夢をみる状態にあります。子どもや、パートナーが眠り始めて1時間半から2時間くらい後に、横で眠ろうとその姿を眺めていると目がキョロキョロしている時があります。その時が、まさにレム睡眠中。夢をみている最中かもしれません。

個人差や日中の活動状態で異なりますが、睡眠周期は平均すると約1時間半（90分）周期で訪れます。

一晩のうちにノンレム－レムと繰り返され、睡眠時間が7時間の方の場合は、一晩に4～5回ほどの夢をみる状態があるということになります。

また、レム睡眠は、総睡眠時間の約5分の1をしめ、カラダはだらりと筋肉の緊張が抑制されている状態。アゴにあるオトガイ筋という筋肉や、姿勢を保つ筋肉も脱力しています。

しかし、一晩の眠りはノンレム－レム睡眠が単純に繰り返しているだけではありません。図のように、だんだんと朝に向かって睡眠が浅くなっていくのがわかると思います。

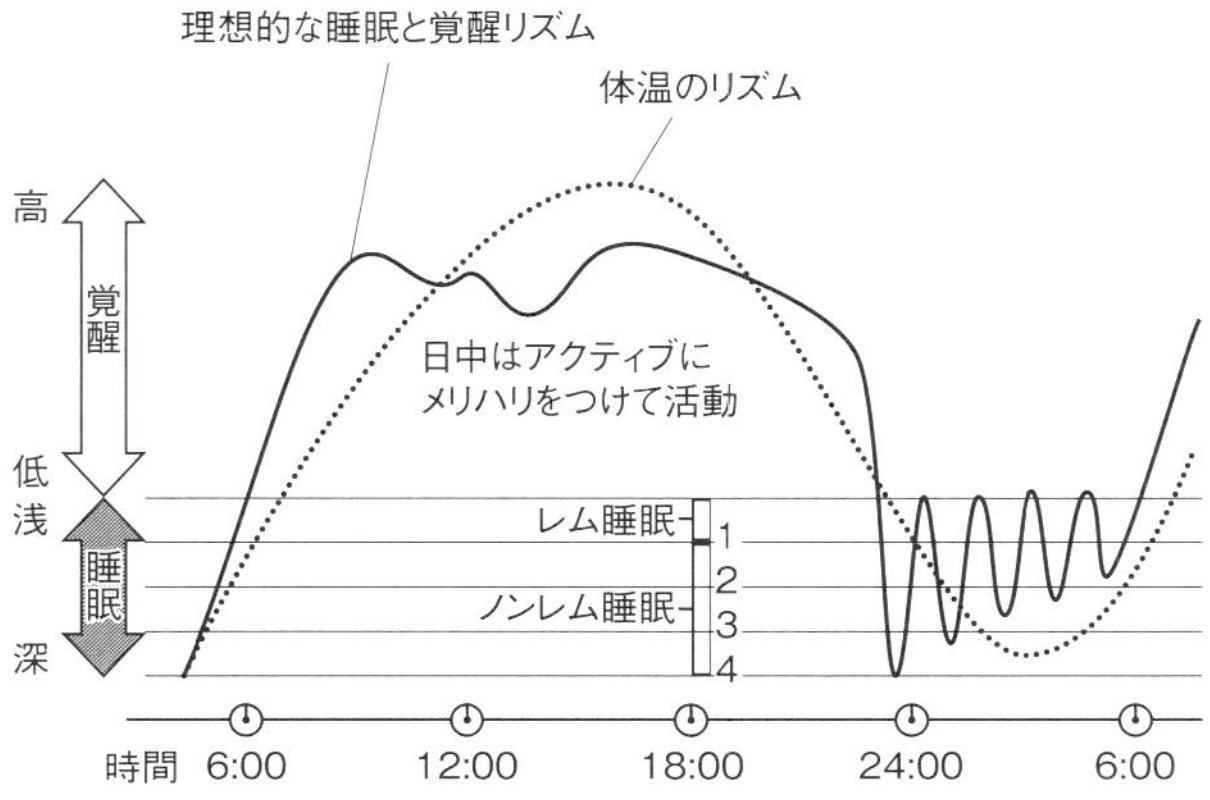

『最強の睡眠法』(小学館)図を改変

脳と体が休息している睡眠「ノンレム睡眠」は、その深度によって浅い睡眠から深い睡眠まであり、眠りの深さによってステージ1、2、3、4と分けられています。

イメージしやすいように、電車の中で見るよくある光景で各ステージの眠りの深さを説明してみます。

・ステージ1（脳波：θ波）

ウトウトしているが、目的地に到着する前に、スッと目覚めて降車できる状態。

・ステージ2（脳波：紡錘波）

コックリ、コックリしながら、気づかないうちに、隣の人の肩に頭が乗っかってしまう。目的地のアナウンスがあると、自然に目覚めて電車を降りる準備ができる状態。

・ステージ3（脳波：δ波）

だいぶ深い睡眠に入っており、目的地に着いても気がつかず、車掌さんに「終点ですよ」と起こされハッとして目覚める状態。

・ステージ4（脳波：δ波）

かなり深い睡眠に入っており、終点まで到着し「終点ですよ」と起こされても、自分になにが起こっているかすぐにわからないくらいボーッとしながら目覚める状態。

眠りの4ステージ
1
2
3
4

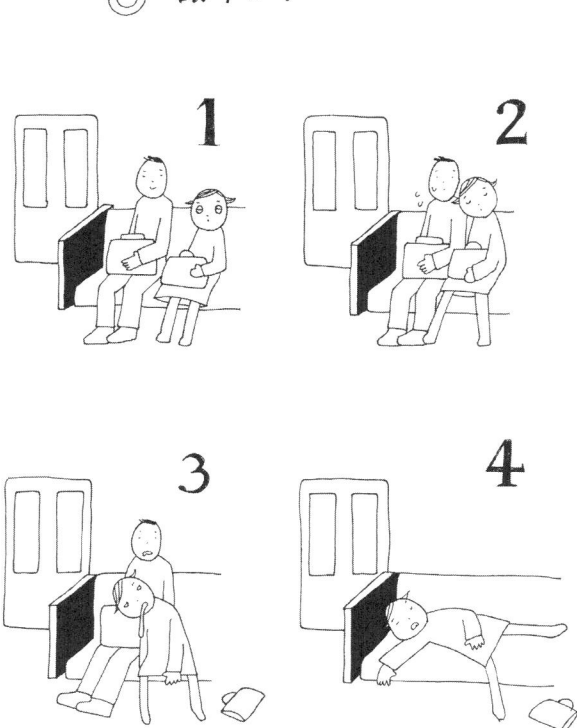

一晩の眠りの中でも、1周期目の前半2～3時間に、この深い睡眠が集中してあらわれるのです。周期を繰り返すごとに、だんだんと眠りの深度は浅くなっていきます。それと同時に、目が動くレム睡眠もその持続が長くなっていき、明け方には30～40分ほど持続するようになります。

Q.4

同じ時間眠っているのに、「ぐっすり眠った」と感じる日と目覚めたそばから「疲れた……」と感じる日があるのはなぜ？

A. 「ぐっすり眠った」という熟睡感の鍵は、眠り始めの2〜3時間の深い睡眠にあります！

ぐっすり睡眠したという感覚である「熟眠感」を得るためには眠り始め2〜3時間のノンレム睡眠の深さが大きく関係しています。

再度、25ページの一晩のレム睡眠・ノンレム睡眠図を見てみてください。ノンレム睡眠にはその深さによってステージ1〜4までの眠りの段階があり、ステージ4が一番深い眠りです。

はじめの頃のステージ4の最も深い眠りを経ると、その後はレム睡眠へ移行し、ノンレム睡眠、レム睡眠を繰り返しながら明け方に向かって、浅い睡眠になっていきます。

この、深い眠りであるステージ3、4の眠りは、寝はじめの前半の2〜3時間に集中してあらわれ、その後には出てきません。「ぐっすり眠れたな〜！」という日は、寝はじめの1〜2周期目のノンレム睡眠時に深い睡眠がしっかりとれていた日なのかもしれません。

逆に、いつもと同じ時間眠っているのに眠る時間が遅く、夜更かしすると熟睡感を得られにくくなってしまいます。

◆ぐっすり上質な眠りを得るための４つのポイント

ポイント１　毎朝しっかり朝日浴をすること
ポイント２　日中活動的に過ごすこと
ポイント３　夜は暗い環境の中でリラックスして過ごすこと
ポイント４　起きる時間、寝る時間を毎日できるだけそろえること

ぐっすり熟眠するためにはこの４つのポイントが大きな鍵となります。

どれも、普通に生活していれば難しくなく基本的には簡単なものばかりなので、ぜ

ひ今日から実践してみてください。

ぐっすり眠って、目覚めもスッキリ感のある日は、日中も活動的になり、集中力のある生き生きした一日を過ごすことができるでしょう。


次に、もう少し詳しく、睡眠周期の前半に出現する「ノンレム睡眠」について、脳やカラダで起こっていることに迫っていきましょう。

睡眠周期の前半に現れる「ノンレム睡眠」は、大脳を休息させる眠りと考えられています。目覚めている間に一生懸命働いてくれた脳を積極的に休息させて、活動中に蓄積された疲労を解消し、働きを回復してくれます。

ノンレム睡眠中には、イヤな記憶や不必要な記憶、ストレスなどが消去され、記憶の強度や印象が和《やわ》らげられたりもします。

眠る前に、ムカムカするようなことがあってプンプンしていても、ぐっすり眠って翌朝目覚めると「私、なんでこんなに怒っていたんだっけ?」と思うことがあると思います。ノンレム睡眠をとることで、ムカムカした記憶やストレスを、まろやかにして目覚めさせてくれているのです。

ですから、何かイヤなことがあった時にウジウジ悩んで夜更かしし、事態を複雑化するよりは、いったん心を落ち着けてリラックスムードを作り、サッパリと眠ってしまった方が得策なのです。

また、第1サイクル目の睡眠周期の深い眠り（徐波睡眠）では成長ホルモンの分泌量が一晩の中で最大になります。

成長ホルモンは傷ついた細胞組織を修復してくれたり、脳や体の疲労回復をすすめ、免疫能力を高めてくれます。

ぜひ、ぐっすり上質な眠りを得るための4つのポイントを心がけて、熟眠生活を実践してみてください。

Q.5 寝相が悪いのはよく眠れていないということですか？

A. 眠りはじめの1～1時間半に動きが多いようであれば深く眠れていない可能性大です

私たちは、一晩の眠りで約10～20回程度の寝返りを打ちます。この世の中に、同じ姿勢を保ち続けながら朝まで眠っている人はいません。

寝相を気にして、寝返りを打たないように意識するよりは、良い眠りのために寝返りを打ちやすい寝具環境を整えると良いでしょう。寝相についても、そこまで気にする必要はありません。

しかし、共に眠るパートナーに、「睡眠の〝前半〟に、いつもより多く、何度も寝返りを打っていたよ」と、言われたら、少しだけ注意が必要かもしれません。

睡眠の前半約1～1時間半は、質のよい睡眠をとっていれば、深い睡眠に入っているため、基本的にはほとんど動かず、安定した睡眠姿勢をとっている状態のはずなのです。

しかし、睡眠前半に何度も寝返りを打っているようであれば、深い睡眠が妨げられてしまっている可能性があります。

夏の寝苦しい夜をイメージするとわかりやすいと思うのですが、蒸し暑い夜はなかなか深い眠りに入れずに、睡眠の前半からバタンバタンと寝返りしてしまいがちです。

睡眠前半に寝返りが多い場合は、眠る時間、眠る前のリラックス時間、睡眠環境、寝具環境などを見直してみてください。

さて、ここで、寝返りがどのような役目を果たしているのかもお伝えしておきましょう。

①血液や体液の循環を促進する働き

⇩寝返りせず、同じ部分が布団に接地する時間が長時間になると、目覚めやすくなります。

②体温調節をする働き

⇩寝返りせず、寝床内の温度や湿気を逃さずにいると、寝苦しさにつながります。

あわせて、寝返りは、「ノンレム睡眠」「レム睡眠」の移行期に現れやすいという特徴があります。睡眠段階のスイッチャーになっているのではないかとも言われています。

お使いの、敷き布団やマットレスが固すぎたり、柔らかすぎたりしても、寝返りが多くなったり、逆に少なくなったりして睡眠の質にも影響が出てしまいます。

寝具についての詳細は、192ページからお話をしますが、もし、眠りから目覚めた直後はカラダの節々《ふしぶし》が痛く、コリを感じるのに、時間が経つと改善するような状態が続くようであれば、もしかしたら寝具に問題がある可能性もあります。

上手な寝具選びや、環境づくりも考慮しながら、いい寝返りをしっかりサポート。快眠・安眠の秘訣です。

Q.6

夢のストーリーは、なんであんなに非現実的なのでしょう？

A. 夢をみるレム睡眠中は、理論的な思考をする脳の活動が低下しているため、夢は非現実的なのです

レム睡眠中に人を起こすと、約8割の人が夢をみていたと答えます。私達は、夜の睡眠中に約4回ほど夢をみる状態になりますが、レム睡眠は明け方に長くあらわれるので、目覚めたときに夢の出来事を覚えている方もいるかもしれません。

思い出してみてください。夢の中では、非現実的なことが目白押しではないでしょうか。現実的には、まったくつじつまが合わないことばかり。

「なぜ、非現実的なことを夢でみてしまうのだろう？」と不思議に思うことがどなたにもあると思います。

実は、レム睡眠中は脳のほとんどの場所で、浅い睡眠と同じような脳波の状態になっているのです。一方で、脳の中で論理的な思考力を司《つかさど》る前頭連合野という部分の活

動は低下しています。

ですから、夢の中では筋が合わないストーリーになることが多いのです。おまけに、夢のなかにいる自分も論理的な思考力が欠けているので、筋道があわなくても、一貫性がなくても、あまり疑問に思わずに過ごしていられるということなのです。

目が覚めて、論理的に考えられる脳が活動しはじめるようになると「今日は変な夢を見たな」と感じるようになるのです。

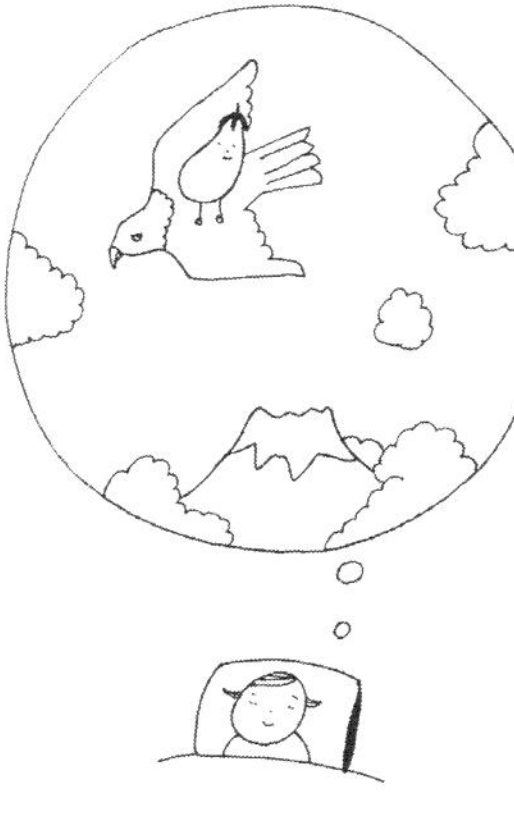

Q.7

金縛りってどういう現象なの？　やっぱりオバケなのですか？

A. 筋肉に力が入らないレム睡眠中に突然目覚めると金縛りに！　ストレスも影響します

「金縛り」にあうのも夢をみるレム睡眠中です。レム睡眠中の脳や交感神経は目覚めている時に近い状態ですが、筋肉の緊張は抑制され、動けない状態になっています。ですから、何かの拍子に覚醒状態からレム睡眠に入ったり、レム睡眠中から中途半端に覚醒した時、脳はある程度動いているのにカラダが動かないという状態が起きます。まさに、これが金縛りという現象なのです。

面白いことに、日本では金縛りは霊魂《れいこん》に結び付けられて「カラダの上にオバケが乗っかって動けなかった……」という話になりがちです。

しかし、欧米では金縛り現象はＵＦＯから宇宙人が降りてきて……という話と結び付けられるそうです。

金縛りはストレスとも関連性があります。金縛りは、思春期から青年期に初めて体験する方が多いようで、これは、第二次性徴にともなう身体的な変化、および、受験などによる精神的ストレスを多く受ける時期と重なるのです。

なんと、約40％の人に金縛り経験があるそうです。睡眠不足や、不規則な睡眠状態が続いているときや、心身ともにストレスが溜まっているときに起こりやすいと言われています。

金縛りにあっている最中、脳波は目覚めに近い状態で交感神経も不安定なため、強い不安感や危機感を感じ、恐ろしい幻覚を伴うこともあります。また、動けず、しゃべれず、恐ろしい気配を感じたり、胸の上に誰かが乗っかっている感覚を持つこともあるようです。

これからは、金縛りにあったら不必要に怖がらず、「レム睡眠中に目覚めてしまったんだ」と理解しましょう。

（といっても、金縛りの最中は焦《あせ》っているので恐怖感があるとは思いますが……）

また、「最近金縛りにあいやすい」という時は、カラダがSOSを出しているサインかもしれません。睡眠時間や、不規則生活を見直すチャンスだと心得ましょう。

Q.8

「眠りたい！」と思ってはいるのですが、眠気が訪れずついつい夜更かしになってしまいます

A. 眠気が来ないのは明るい夜が原因かもしれません
寝る1～2時間前には〝ほの暗く〟することを心がけてみて

通称〝睡眠ホルモン〟と呼ばれ、眠気に関係し、ぐっすり睡眠の鍵として重要なホルモン「メラトニン」。名前だけは聞いたことがあるかもしれません。

「メラトニン」は、

・目覚めと眠りを拮抗《きっこう》する覚醒拮抗作用
・副交感神経を優位に保ち、気持ちを落ち着かせる効果
・呼吸や脈拍、血圧を低くする効果
・サーカディアンリズム（概日リズム）の調整作用

など、眠るためのに適したカラダの中の変化を引き起こし、自然な眠りを誘う作用を持っています。

メラトニンの分泌は、朝目覚めて太陽を浴びる〝朝日浴〟をしてから、約15時間ほどで分泌される仕組みになっています。分泌量は習慣的に眠る時間の1～2時間前から上昇し、真夜中に分泌はピークを迎えます。

メラトニンは脳の奥にある松果体《しょうかたい》という、小さな松ぼっくりのようなカタチをした場所で作られています。目から入ってくる光によって分泌が抑えられ、視交叉上核《しこうさじょうかく》の体内時計によって分泌がコントロールされるという特徴があります。

明るさが関係するなんて、ちょっと面白いですよね。

ということで、気持よく眠りに誘われるためには、眠る前の1～2時間前の準備段階から暗い環境が必要なのです。

しかし、残業が深刻な社会問題となっていたり、子どもも夜遅くまで塾に通っていたりと、老若男女問わず、私達の生活はどんどん夜型化し、煌々《こうこう》と照らされた蛍光灯のもと、明るい中で夜を過ごすことが多くなっています。

会社や塾だけが明るいのではありません。帰宅途中の電車の車内も、帰り道のコンビニも眩《まばゆ》いばかりに光っています。そして、マンションを遠くから眺めると一目瞭然。一般的な日本の家庭は蛍光灯で白く明るく光っています。

おまけに、眠る直前までテレビやパソコン、携帯電話、ポータブルゲーム機器などの光り輝く画面を凝視する生活をしている方も少なくないのではないでしょうか。

リラックスするために見ているテレビなども、光源を直接見つめているため、メラトニンの効果による自然な眠気をジャマしてしまっているのです。

「夜になって、眠りたいと思うのに眠気が訪れないから、ダラダラと夜更かししがちなんです……」という声をよく聞きますが、もしかしたら、このような明るい夜が原因かもしれません。

また、もともと私達が持っている体内時計は約25時間の周期を持っています。地球の自転の24時間より約1時間長めなのです。私達は、毎朝朝日を浴びることによって、体内時計をリセットし、約1時間ほどの時間差を縮めているのです。

しかし、浴びる時間によっては眠くなる時間帯が後ろへずれてしまいます。それが夜の明るい光です。

夜に強い光を浴びてしまうと、体内時計の位相は後退し、例えば、朝の6時に起きたいと思っていても、カラダの中は早朝の5時を刻んでいるので目覚めにくくなってしまうのです。

また、24時より1時間ほど長い体内時計のために、私達のカラダは夜更かししやすいようにできています。

ですから、夜に強い光を浴びる生活を続けていると、だんだんカラダは夜型化し、遅寝遅起きのスパイラルにはいってしまうのです。

単純なことではあるのですが、ホルモン分泌から考えても体内時計の特徴を考えても、ほの暗い夜の生活は意外と重要なのです。

Q.9 夜はどれくらいの暗さで過ごすのがいいの？

A. ホテルの室内のような リラックスできるほの暗さがベスト！

では、夜はどれくらいの灯りの中で生活するのがいいのでしょうか。

海外旅行で欧米のホテルなどに宿泊すると「部屋が暗いな」と思われた経験をお持ちの方が多いと思います。

普段、蛍光灯が煌々とともった一般的なリビングルームの灯りに慣れている私達には、少し暗く感じるかもしれないのですが、実は、あれくらいの暗さのイメージがメラトニン分泌への影響が少ない50ルクス前後です。慣れると、それくらいの暗さが心地良くて過ごしやすく、リラックス感があります。

理想的には眠る1～2時間前にはちょっと照明を暗めにしてみてください。

さて「1ルクスはどれくらいの明るさなんだろう？」と疑問をもたれた方もいらっ

しゃると思います。ザックリの目安を書いておきましょう。1ルクスはロウソク1本分のあかり程度です。ですから、50ルクスはロウソク50本の束があるようなイメージです。

しかし、「私は、どうしても帰宅が遅くなりがちで2時間も前から暗い環境を作るのは難しい」という方もいらっしゃると思います。

それであれば、帰宅後でもよいので、家の中をちょっと暗めに照明コントロールをしてみてください。また、買い物はできるだけ夕方くらいまでに済ませ、帰宅途中に明るいコンビニなどに立ち寄らないように工夫してみてください。

夜のコンビニなどの照度はかなりのもので、私の持っている照度計で測ったところによると、約1300〜1600ルクス。カラダが「朝が来た？」と勘違いしてしまう明るさです。

「寝付くまでに時間がかかって、横になっても眠れない時間が長い……」という方も、光を少し調節することで、自然な眠気をキャッチしやすくなり、スーッと眠りに入りやすくなります。

「でも、ウチは蛍光灯しかないから、照明コントロールと言われても難しい……」という方もおられますよね。我が家もそうです。

蛍光灯しかない住居にお住まいの方にオススメなのは、白熱灯や白熱灯色の蛍光灯、LED電球が使用可能なクリップライトです。カーテンレールなど、はさむことが出来る場所に必要な個数を付けて、夜の灯りとして使ってみてください。

クリップライトであれば、はさめる場所とコンセントを差す場所さえ確保できれば、気軽に使うことができます。

また、インテリア的にもセンスよく素敵なものが2000円前後の手頃な値段で販売されています。ぜひ、チェックしてみてください。

広いおうちにお住まいで、掃除も苦ではないという方は、床に置くタイプのスタンドライトでも良いと思います。

キッチンとリビングが一緒になっている住居にお住まいの場合、レンジフードについている灯りが白熱灯のことが多いので、この灯りも、夜の室内灯として使えます。

ちなみに、一般的な、蛍光灯のもとでの食卓が200〜500ルクス。かなり強い光であることがわかります。

また、蛍光灯の光は覚醒（目覚め）を促す青い波長の光です。眠りを誘う光は白熱灯などの赤い波長の光。光の「色温度」は眠りにも影響するので、夜はできるだけ暗く、温かみのある赤くて優しい色の光の下で、ムーディーに。そして、眠る時には電気を消してほの暗い中で眠りましょう。

もし、夜間以外に照明を使わないということであれば、リビングやキッチンの蛍光灯を「白熱灯色の蛍光灯やLED電球」に替えるという手もあります。白熱灯色の蛍光灯は赤い波長の光の蛍光灯で、一般的な家電量販店で手に入りますし、白熱灯より消費電力もエコなので一考の価値はあります。

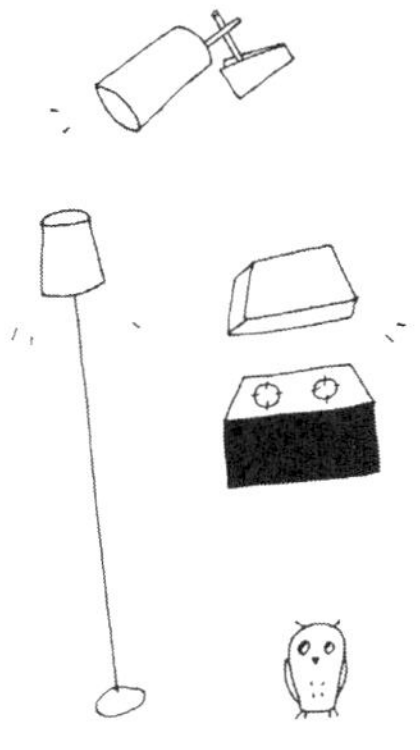

Q.10

〝8時間睡眠がベスト〟って、本当ですか?

A. 「8時間」に科学的根拠はありません
一人ひとり必要な睡眠時間は違い、季節や年齢によっても変わります

睡眠時間の話をすると、「8時間睡眠をとらなくては!」という話をよく聞きます。

1日24時間を3で割るとちょうど8時間なので、切りが良いということなのでしょうか。

この「8時間」というのは、科学的研究によって導きだされた結論ではないということをあらかじめ、お伝えしておきます。

私達の睡眠は、みなさんの顔や姿がそれぞれ違うように、多様な個性を持っています。

また、老化とともにシワが増えたりタルミが出たりするように、同じ人でも年齢を重ねると睡眠も老化します。お肌が夏にはベタベタ、冬には乾燥するように、季節に

よっても眠りは変化するのです。

一人ひとりに必要な睡眠時間というのは、脳の視床下部などにある睡眠中枢と体内時計の中枢（視交叉上核《しこうさじょうかく》など）によって調整されています。

ですから、他の人が8時間睡眠が最適だからと言って、あなたにもそれが当てはまるとは限りません。ましてや、思い込みや気合であなたにピッタリの睡眠時間を決めることはできません。

睡眠不足が続くと、脳にある睡眠中枢の調整によって「もっと長く眠ってください～！」とSOSが出ます。

逆に、睡眠が足りている状態で、長い時間たっぷり眠ろうとしてもなかなか眠れないのは、脳が必要としている以上の睡眠をとることは難しいということなのです。

毎日、自分にあった睡眠時間をとる、起床・就寝時間をだいたい同じにする、という、ちょっと地味で当たり前すぎる習慣こそが、快適な日中を送るためにとっても重要になるのです。

Q.11

自分にあった睡眠時間を簡単に知る方法はありますか?

A. ありますよ!

ここで、「自分にあった睡眠時間って何時間なんだろう?」と知りたくなりますよね。個人差があるので、自分自身でチェックしてみることをおすすめします。

□ 日中に眠気がほとんどない状態で過ごすことができるか
□ 体に異常な疲労感や倦怠感なく過ごせるかどうか
□ 夜の睡眠状態は良好であるか
□ 頭が冴えているかどうか

これらを満たしながら、日々を快適に過ごせる睡眠時間の長さが、あなたの適正な睡眠時間となります。拍子抜けするくらい、ザックリしたチェックポイントなので物足りない方もいるかもしれません。

「一般的な睡眠時間の目安くらいは、知っておきたいのですが……」という声が聞こえてきそうです。様々な調査によって、健康に害のない睡眠時間は6時間以上8時間未満とされています。また、長すぎる睡眠は何かしらの病気が潜んでいる可能性もありますので注意が必要です。

米国による100万人規模の調査によると、大体7〜8時間が良いとされていますが、人によっては、4時間でも大丈夫な人、11時間以上の睡眠時間を必要とする人もいます。

よく挙げられる歴史上の有名人では、ナポレオンは3時間睡眠、エジソンは4時間睡眠のショートスリーパー、アインシュタインは10時間以上睡眠のロングスリーパーだったと言われています。この3人の睡眠時間の差だけでも6〜7時間もあるのです。

偉業をなしとげた三人。きっとそれぞれの最適な睡眠時間で、日中を快活に過ごし、思う存分能力を発揮したのでしょうね。

このように、日中にしっかりとパフォーマンスを発揮するための最適な睡眠時間は個人によって違ってくるのです。

Q.12
自分の睡眠が足りているかどうか知る方法はありますか？

A. 週末に2時間以上の〝寝だめ〟が必要な場合は睡眠不足かも!?

さて、次は簡単に「現在、自分が睡眠不足かどうか」を知るための方法をお伝えします。

ポイントは休日の睡眠時間です。

例えば、もし、あなたが平日は午前0時に眠って、朝6時に起きる人だとします。

しかし、休日に〝寝だめ＝「睡眠負債の返済」〟と称して、午前9時、10時、11時……それ以上（！）まで眠らないと、どうも寝不足感を解消できないというのであれば、睡眠が不足している証拠です。

現在の、平日の睡眠時間ではあなたの脳は「ご主人様、もっと眠ってください！」とSOSを出している状態なのかもしれません。

「平日は睡眠時間が6時間以下だけど、仕事には集中できるし、今のところ問題ないから俺はショートスリーパーなんだよ」と言いながら、通勤の行き帰りの電車の中では、隙あらば睡魔に襲われカックンカックンと居眠りしてしまう。休日もお昼近くまで二度寝、三度寝……。

こういう方は、ショートスリーパーとは言えません。日々、カラダの中に、〝睡眠の負債〟がたまっていっています。

まるで、どんどん増えていく借金のように負債総額が積み重なり、週末にまとめて返済する。脳がまとまった眠りを必要としている状態、まさに睡眠不足の状態なのです。

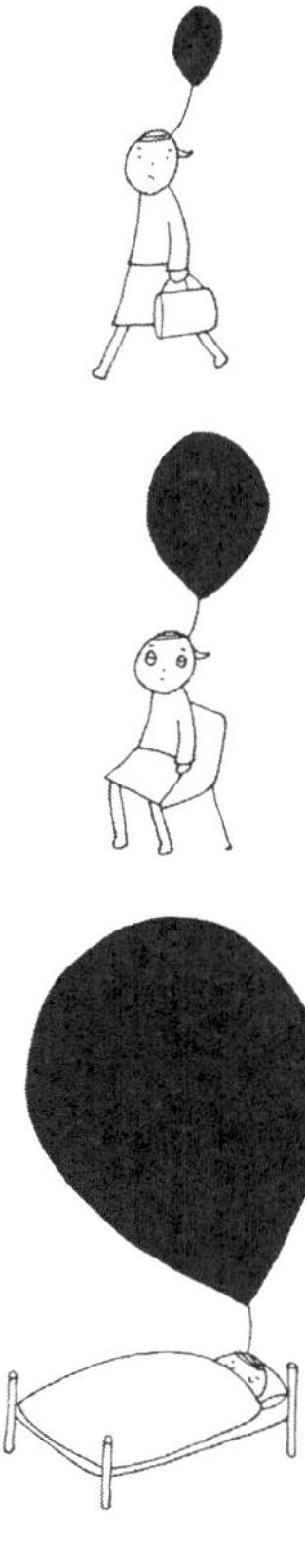

Q.13

今の自分にピッタリの睡眠時間の見つけ方を教えてください！

A. 起きる時間を固定し、寝る時間を変えて、調子の良い時間が今のあなたに必要な睡眠時間

今のあなたにとって、ちょうどよい睡眠スタイルを見つけるために、まず、眠るときに、カチカチ音が気にならない時計や、携帯電話（照度は暗めに設定）などを枕元に置いて、眠ってから目覚めるまでの時間を計測してみてください。

大多数の方は、朝、目覚めなければいけない時間が決まっていると思いますので、起きる時間だけ固定して、布団に入る時刻を10時、10時半、11時、11時半……と30分刻みでいろいろ試してみてください。

そして、それぞれの時間ごとに、

①眠りの状態

1．ぐっすり　2．比較的ぐっすり　3．目覚めて疲れている　4．ほとんど眠った感じがしない

②眠りの満足度　　点

③夜間、目覚めてしまった回数　　回

④実際に起床した時間　　時　　分

⑤日中の気分

1．絶好調　2．好調　3．普通　4．少し悪い　5．すごく悪い

⑥日中眠くならなかったか

・冴えた状態でいられる　・強い眠気に襲われた

といったかたちで、手帳などに簡単に書いてみてください。

これらを1～2週間ほど試してみると、自分にあった、適正な睡眠時間を知ることができます。

比較的ぐっすり眠り、スッキリ目覚められた日の入眠時間、起床時間、睡眠の総時間を見つけることができたら、それを手帳などに記しておいて、習慣化してみると良いでしょう。

もっと本格的に、自分の睡眠について知りたい方は、実際、睡眠治療の現場でも使われている睡眠表を活用するのもおすすめです。

10～30日ほどつけてみてください。自分の眠りの傾向を自分自身で知ることができますし、実際、睡眠専門医にかかる必要がある場合にも、睡眠表を持参することで、より適切な診断やアドバイス、治療法を受けやすくなります。

睡眠表

年　月　（休日または仕事・学校を休んだ日は曜日を○で囲む）　氏名

日	午前												午後												1日の睡眠時間の合計
	0	1	2	3	4	5	6	7	8	9	10	11	0	1	2	3	4	5	6	7	8	9	10	11	
月																									
火																									
水																									
木																									
金																									
土																									
日																									
月																									
火																									
水																									
木																									
金																									
土																									
日																									

記入例

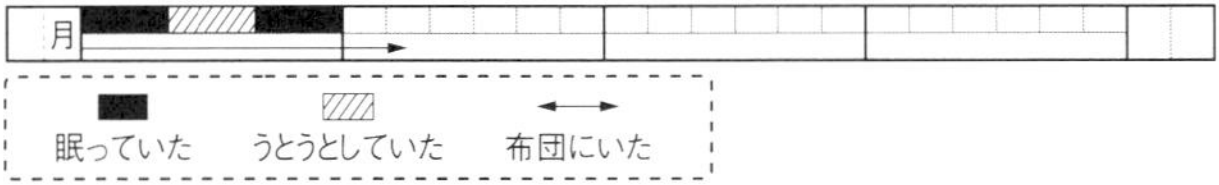

大和書房HPより睡眠表がダウンロードできます
（http://www.daiwashobo.co.jp）

Q.14

ショートスリーパーになりたいのですがなれますか？

A. 一般的な方が短眠できる限界は約6時間ですが、道のりは険しいのです……

「ショートスリーパーになりたいんです！」という相談もよく受ける話です。では、実際にどういう人を「ショートスリーパー」「ロングスリーパー」と言うのでしょうか。

一般的には左の図のように分類されます。どれも、これらの必要睡眠時間で、正常な生活を長く健康に送ることができる人というのがポイントです。

忙しい現代を生きる方の中には「眠っている時間がもったいないから、もっと長く起きていられるようになりたい！」という願望を持っている方もいるかもしれません。

そんな要望に応《こた》えてか、短眠のための研究や実験が実際に世界各国で行われていますす。その結果は……というと、やってできないことはないけれど、一般的な睡眠者で

	必要睡眠時間	人口比
ショートスリーパー	5時間以下	1%未満
	6時間以下	5〜10%
バリュアブルスリーパー	6〜9時間	87%
ロングスリーパー	9時間以上	5〜10%
	10時間以上	成人では1%未満。小児では大部分

あるバリュアブルスリーパーの方が無理なく短縮できる限界は約6時間であるとのことです。

また、その過程で日中の強い眠気を催したり、寝不足感が出たり、目覚めが悪い日々を6ヶ月も(!)経験しなくてはならないそう。

6ヶ月という期間、日中の眠気に耐えたり、不調な状態で過ごすことは非常にツラいことです。体調の良し悪しは、メンタル面にも大きく影響を及ぼします。想像を絶する忍耐力と精神力を要するでしょう。

なぜ、そこまでして短眠をする必要があるのか。その動機がどういうものかによって、睡眠の短縮生活を継続できるかが左右されるでしょう。

やむを得ない事情で、どうしても短眠しなければいけない人を除けば、たった1時間、2時間の短縮のために、心身の不健康感を感じながら半年もの期間を生活するよりは、自分が持っている最適な睡眠時間で、かつ質のよい睡眠をとって、朝からスッキリと、能力全開で日中を過ごしたほうが得策ではないかと思います。

疫学的な調査によると、アメリカのがん学会が30歳以上の成人100万人を対象に行った睡眠調査では、平均睡眠時間が7時間前後の人の死亡率が最も低く、それより長くても短くても死亡率が高くなる傾向があることが示されました。

また、4時間以下の極端な短眠者、10時間以上の極端な長眠者の死亡率は、平均的な睡眠時間の人の1・5倍から2・8倍に上るとのことです。

機械のように取り替えることのできない私達のカラダ。無理しすぎて、その後の人生を不調に過ごすより、健康的に快調にカラダと付き合っていけたらいいですね。

Q.15 3時間、4時間半…90分の倍数で起きる短眠法はOKなの？

A. 睡眠周期は人それぞれ個人差があります

睡眠は90分周期だから「90分周期で起きればいい」という話を聞いたことがありませんか。

これって本当はどうなの？　と思いながらも、「90分（1時間半）を2セットで3時間睡眠。3セットで4時間半睡眠をやってみよう！」と、短時間睡眠法を試みたことのある方もいらっしゃるかもしれません。

しかし、うまくいかなかった方のほうが多いのではないでしょうか。

結局三日坊主で終わってしまい、「自分は怠惰で、気合が足りないのかも……」と落ち込んだ方もいるかもしれませんが、自分を責める必要はありません。

90分でパッキリ割った周期で睡眠をコントロールすることに、そもそも無理があるのです。

夜の睡眠中、周期の前半には深い睡眠があり、後半はレム睡眠が多くなります。

また、睡眠は周期の回数を経るごとに、だんだん浅くなっていき、明け方にはレム睡眠が長くなっていきます。良質な睡眠には、このすべての過程が必要です。

そして、約90分周期と言いますが、ここにも個人差があって、1周期が80分の人もいれば110分の人もいます。

身近な方から「4時間半睡眠でスッキリ快適に過ごせるから、あなたもやってみたら?」とすすめられても、あなたが4時間半睡眠を気合で実行して、健康的にスッキリ過ごせるかどうかは別問題なのです。

後半のレム睡眠を切り取って、睡眠中の記憶の固定がままならないと、生活に支障が出てくる場合もあります。

目をキョロキョロ動かしながら体はぐったりしているレム睡眠中、私達の脳では、

・記憶の整理
・必要な記憶の固定
・記憶を引き出すためのインデックスの作成

・心のメンテナンス

などが行われていると考えられています。

また、怖いこと、恐ろしいことなどに対して、防御や対処する方法を脳内でシミュレーションしています。もし、そのような事態が起きたときに、すぐ行動がとれるように学習していると考えられています。

寝ているときに、不測の事態に備えてシミュレーションしているなんて、私達の脳は働き者ですね。

ノンレム睡眠とレム睡眠。それぞれが、私達の脳や体を休息させながら、記憶や学習への機能を違う形で役割分担し、健やかな生活のために働いてくれているのです。

しかし、無理な短眠法などを実践し、睡眠が不足した状態では、脳を休息するためのノンレム睡眠が優先的に出現するようになり、レム睡眠が減少します。睡眠中に記憶を固定させることが十分でなくなる可能性もあります。

なによりも、短眠により脳の機能が落ちてしまっていると、パフォーマンスが上がらず、ヒューマンエラーも起こりやすくなってしまいます。様々な考え方はあるかと思いますが、そんな状態で日中を過ごしてまでも、短眠する必要があるかは疑問です。

Q.16

私は夜型だから、夜の方が効率がいいんだけど……夜型生活を続けても良いですか？

A. おすすめできません

よく、「私は朝型タイプ」「私は夜型タイプ」と言いますが、実は一日の体温の移り変わりに違いがあるために、朝が強いとか、朝に弱くて午後からエンジンがかかるという性質を持っているということがあります。

さて、左の図が、朝型さんと夜型さんの体温リズムの違いです。

朝型さんと夜型さんを比べると、体温の上下のメリハリや、体温が高くなる時間と低くなる時間のタイミングが若干違う事が分かるでしょう。

起床時刻、就寝時刻は約1時間30分ほど夜型さんの方が遅いだけで、睡眠時間はそこまで変わりません。睡眠の内容もとりたてて貧しいというわけではないということです。

朝型人間と夜型人間の体温上昇率のちがい

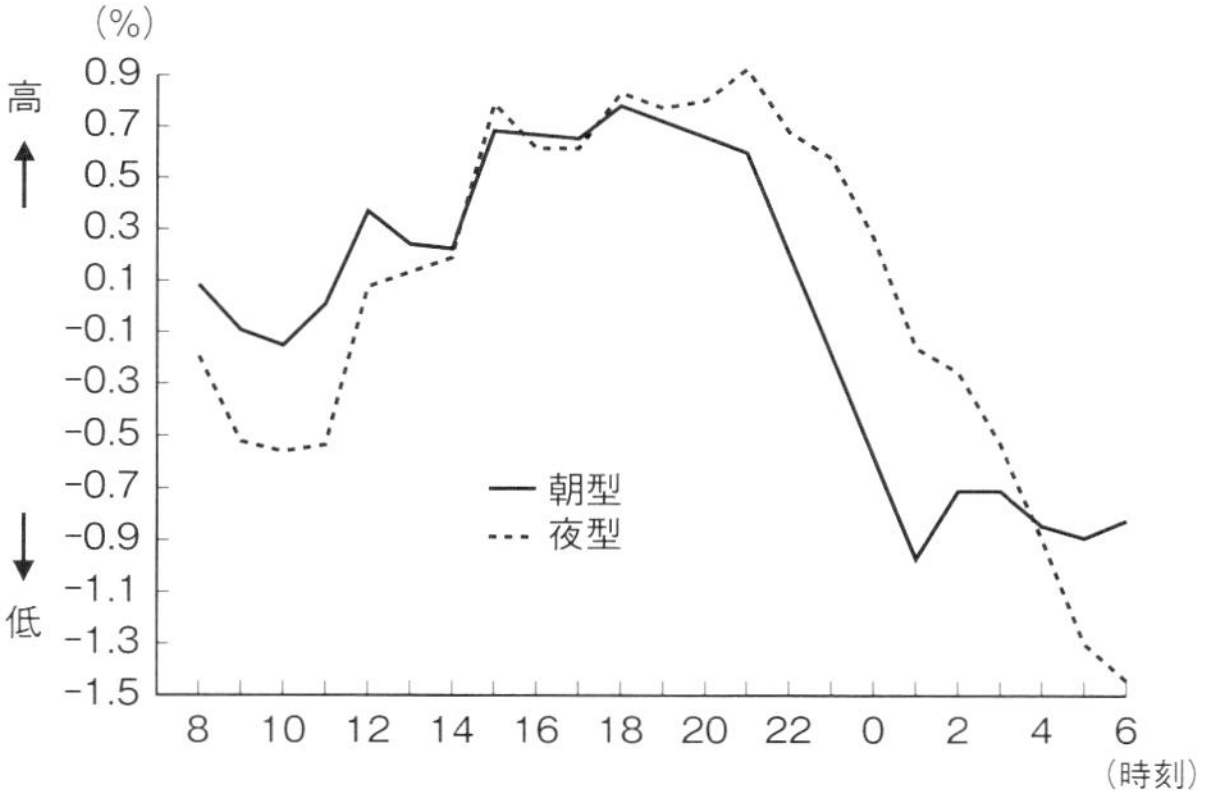

K.Stephan et al: "Circadian Rhythms in the Central Nervous System" (Eds. P.H. Redfern), P.235 VCH Verlagsgesellschaft, Weinheim (1985) より

朝型・夜型かどうかは、たかだか1時間30分程度の差なのです。

一見、大きな違いはなさそうです。しかし、たったこれだけの差で、朝型さんは憧れの的。早寝早起きの習慣や、朝型生活の時間術は雑誌でもよく特集が組まれ、みなさん、かなり関心を持っていらっしゃるようです。

さて、朝型さんにはこんな特徴があります。

・寝起きが良い
・朝食をしっかり摂る
・午前中から、アタマの回転良く、バリバリ働くことができる
・夜型さんよりストレスが少なく、精神面での健康度が高い
・寝付きが良い
・寝る時間、起きる時間が一週間を通してあまり変わらない
・夜更かしできない

では、夜型さんの特徴はというと、

・寝付きが悪い

・睡眠不足を感じやすい
・目覚めた時の気分が悪い
・午前中は、エンジンがかかりにくい
・午後になると仕事がはかどり始め、夕方頃にピークが来る
・2時間以上の起床、就床時間のズレは日常茶飯事。徹夜もたまにある
・不規則生活に強い

基本的に、人の体は体温が高いと活動モードに、低いと休息モードに入ります。ですから、たった1時間半とはいえ、朝型さんは体温が日中の活動時間にピークを迎えられるため、午前中からしっかり集中できるようになるのです。早寝早起きな朝型体質は、〝お得〟だということですね。

さて、もう少し詳しく朝型さんと夜型さんの違いを見てみましょう。次の図を見てみてください。

朝型と夜型の知的作業能率のちがい

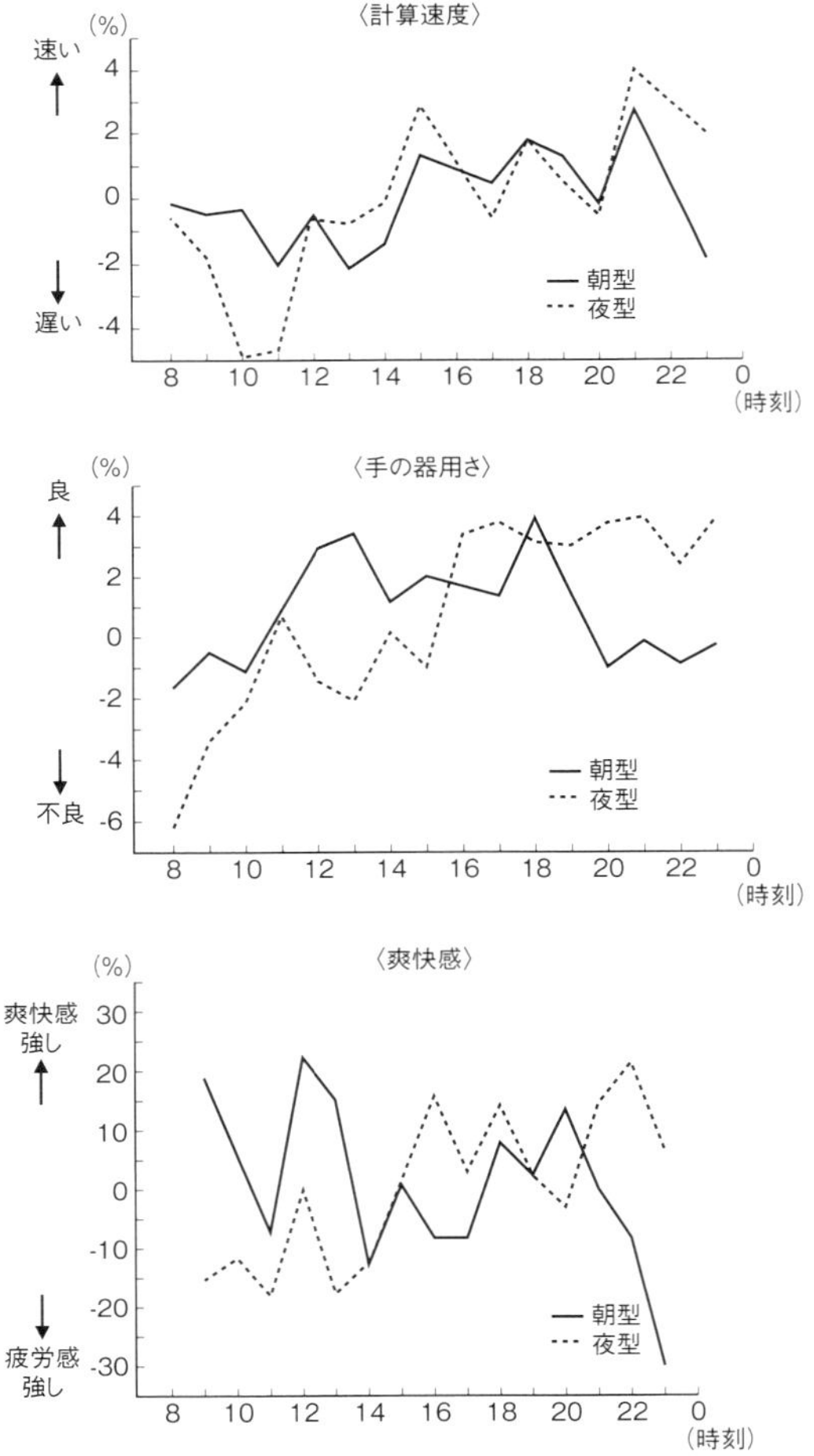

K.Stephan et al: "Circadian Rhythms in the Central Nervous System" (Eds. P.H. Redfern), P.235 VCH Verlagsgesellschaft, Weinheim (1985) より

朝型さんは、一般的に知的活動が必要な、朝から日中における計算速度、手の器用さ、爽快感において夜型さんより優《まさ》っています。

夜型さんは、昼頃になって、ようやく計算速度が上がり、夕方ころに手の器用さや、爽快感も上がってきます。

一般的な朝からスタートする職場や学校にいる方は、夜型さんが総合的にエンジン全開になる夕方頃には「そろそろ、日も落ちかけてきた。今日の作業も終わり。明日の用意でも始めよう」という時間です。

また、夜型さんの爽快感のピークは、寝る直前の22時頃（！）。かなり夜も更けてから絶好調になるのです。しかし、その後まもなく睡眠時間が来るためにすぐダウン。快適な状態の自分で過ごす時間が、朝型さんと比べると、大変短くなります。

おまけに、睡眠時間は朝型さんと同じだけ眠っているのに、睡眠不足感があり、目覚めの気分も悪くて、午前中は絶不調。

環境や状況の差はあれど、1日24時間という与えられた時間は誰しも平等です。

夜勤やシフト勤務に就《つ》いている方は別問題として、一般的な生活をする職業人や学生さん、その人と共に暮す人は、自分を自ら夜型化してしまうことで、平等に与えられた24時間を、ちょっともったいない形で使うことになってしまっているかもしれません。

また、ワークライフバランスと言われますが、午前中～夕方までの時間を、夜型体質のためにダラダラ過ごすことで、自らバランスを崩している方も多いのではないでしょうか。

さて、それでも「やっぱり徹夜をすると集中できる気がして、自分の作業は効率が良い気がするんだけど……」という方もいるかもしれません。

では、このデータを見てみてください。これは、男子大学生に8時間睡眠後に36時間の断眠を取ってもらった際の、単純反応時間を記録したデータです。断眠中の目覚めている間は、30分ごとに5分間の単純反応時間課題を与えて計測し続けたというものので、負荷の大きな作業はしていないというものです。

夜が更《ふ》けて、目覚めている時間が長ければ長いほど、反応時間がどんどん落ちてゆくのがわかるのではないでしょうか。

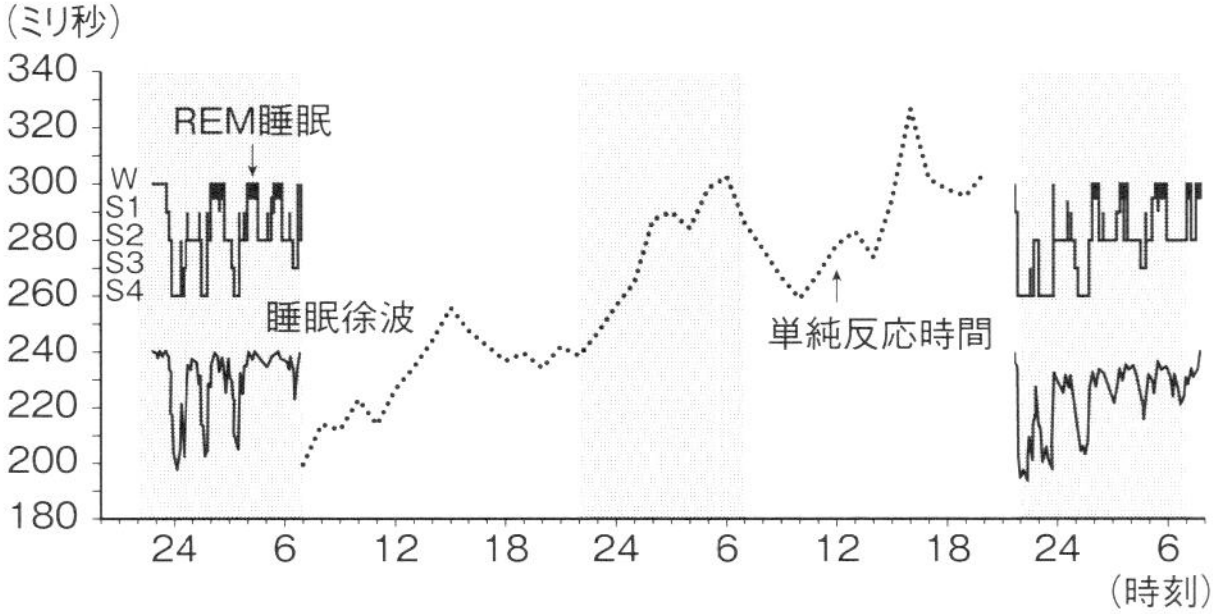

持続的覚醒の単純反応時間への影響と断眠後回復夜の睡眠経過
『基礎講座睡眠改善学』白川修一郎・堀忠雄監修(ゆまに書房2008年)より

「やっぱり、朝型生活をした方が良さそうな気がしてきたから、朝型体質になりたいな……」と思ってきましたか？

しかし、夜型生活を長くしている場合、「エイっ」と念じるだけで、体温の勾配を上げたり下げたり、ピークをずらしたりすることはできません。

では、朝型になるために、何をすれば良いのでしょうか。次にあげる習慣はどれも簡単なものばかりです。

〝朝型体質になりたい〟をかなえる9つの習慣

①30分早く就寝、1週間後に30分早く起床。これをくり返す
②少なくとも0時までには眠る
③朝日浴をする
④朝食、昼食、夕食の時間は毎日だいたい揃える
⑤日中、快活に動く、人と交流する
⑥少なくとも、寝る前3時間前までには夕食を食べ終える
⑦寝る前に激しい運動をしない

⑧夜は、暗めの環境の中でゆるゆるリラックスする
⑨寝る時間と起きる時間を毎日揃える

このような9つの習慣をつけることで、だんだんと、夜型から朝型体質へ、チェンジしていきましょう。

ちなみに、朝型になると、夜にはめっきり弱くなります。夜の体温が急降下するので、寝付きよくストンと眠れるようになります。逆に、夜型は体温の降下がゆるやかなため、遅く寝る分には融通がきくようになっています。そのため、日勤・夜勤シフトなどの、生活時間帯の急激な変動には強いです。

しかし、夜型の体質を持っているからと言って、不規則生活や夜型の生活をしてよいかといえばノーです。カラダを壊しやすいのです。

夜型体質を自覚されているあなた。「やっぱり朝型が良さそう」と思ったら、明日の朝から、ちょっとあこがれの朝型生活を始めてみませんか。体質改善には少しだけ時間がかかりますが、日中気持ち良く快活に過ごす自分の姿が未来に待っていますよ。

column 1

正しい二度寝の仕方
ウィークエンド・シエスタ！

本来は、毎日十分な睡眠をとる生活が理想的です。

しかし、1週間分の寝不足を補うために、週末はどうしても〝寝だめ〟（睡眠負債の返済）をしたい！

それも、まとめてお昼頃まで寝ていたいと願うことは、忙しい現代に生きる私達の誰もが経験する話ではないでしょうか。

「平日も、週末も起床時間の変動は2時間以内に抑えて」と書いてあったけど、「週末の朝は眠くて眠くて、まとめて眠らずにいるのは無理です」というお気持ちもわかります。

しかし、週末に、お昼頃まで眠り続けて、体内時計をズラしてしまうと、ブルーマンデーの原因となってしまいます。

できれば、体内時計はズラさずに、睡眠の不足分をまとめて眠って返済し、快調な状態で週明けを過ごしたい！

さて、こんなことは可能なのでしょうか。

寝不足が続いた週末は、左記にご紹介する、正しい二度寝「ウィークエンド・シエスタ」の4ステップで、週末の眠気をしっかり解消しましょう。

STEP1 セオリー通り、平日いつもと同じくらいの時刻（プラスマイナス2時間以内）に起床。

※平日の起床時間が7時の方は9時くらいまでに起床。

STEP2　朝日浴をして体内時計をリセット（2500ルクス以上の陽光を感じる場所で15～30分ほど過ごす）。

STEP3　朝日浴のできる窓辺で軽く朝食を食べて腹時計も整える。

STEP4　午前中は日光をしっかり浴び昼食を取ってから2時間程度お昼寝する。

寝不足解消が必要な週末は、この4ステップで、正しい二度寝＝ウィークエンド・シエスタを実践してみてください。

午前中は太陽の光を浴び、昼食をしっかり食べてシエスタを実践すると、シエスタ後はスッキリ活動モードになります。

シエスタの後に眠気が強い場合は、太陽の光を浴びてカフェインをチャージして軽く運動。

これで、体内時計を崩すことなくメラトニンも夜には分泌し、ぐっすり睡眠できます。

週明けも朝からしっかり集中できますよ。

2章

毎日を快適に過ごすための眠りのメカニズム入門

毎日ぐっすり熟睡して、
スッキリとした目覚めと快適な日中を。

＊

眠りのメカニズムを少し知るだけで、
快眠のための生活が意識的に取り入れやすくなります。

＊

難しそうな睡眠科学の世界を、
分かりやすくカンタンに解説してみました。

そもそも眠りはなぜ必要なの？

「そもそも、なんで眠らなければいけないんだろう？」

こんなことを考えたことはあるでしょうか。

私たちのカラダのコントロールセンターである脳について、ちょっと解説してみます。

これが、私たちの脳です。おでこの後ろあたりにある脳の前方部分。ここに位置する脳が人間の大脳皮質の約30％を占めている「前頭連合野」と呼ばれる箇所です。一番、人間と近いと言われている動物のサルや、その他の動物の前頭連合野を比較してみると、大きく発達しているのがわかりますね。

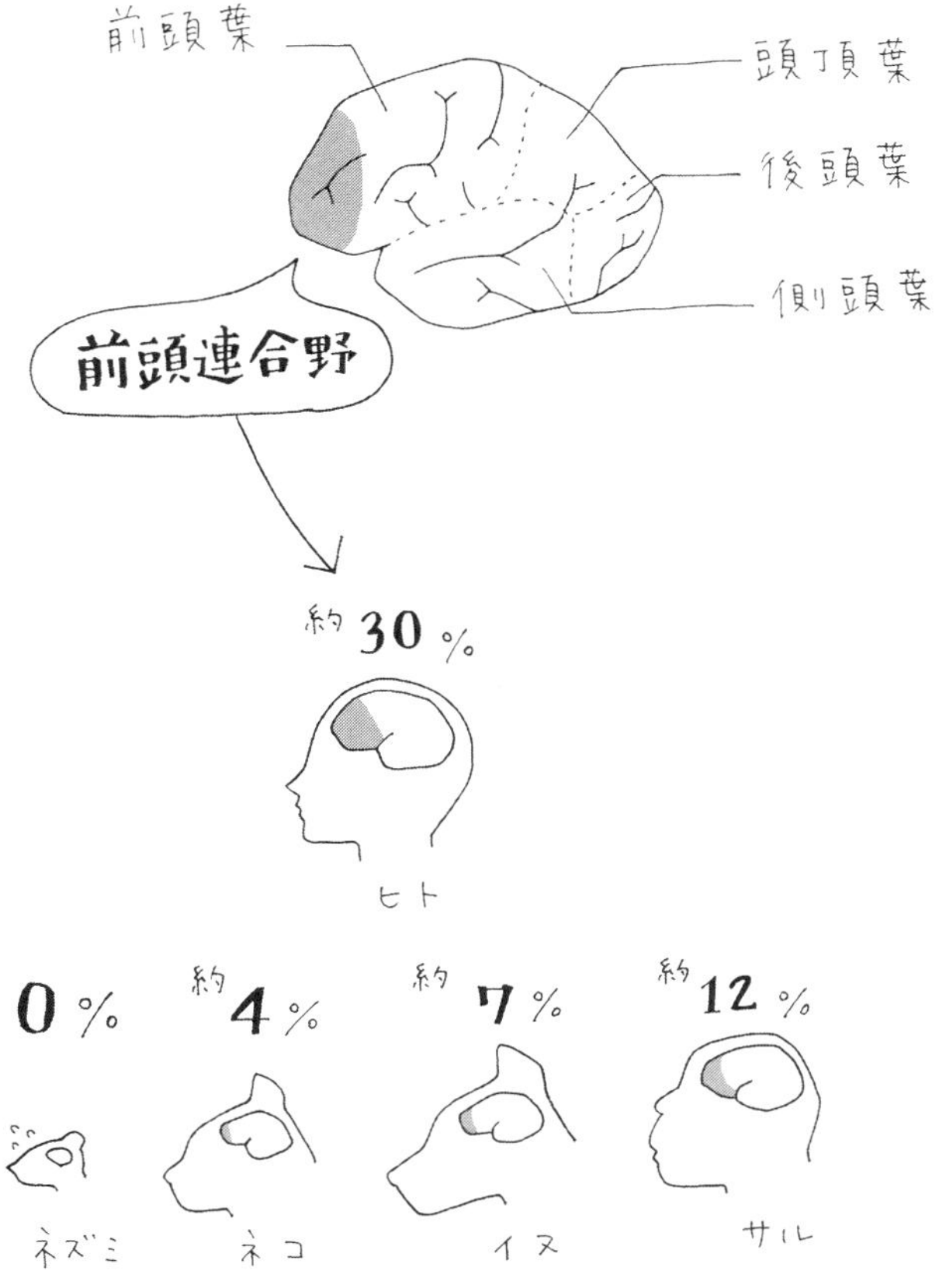
前頭葉
頭頂葉
後頭葉
側頭葉
前頭連合野
約30%
ヒト
0%
約4%
約7%
約12%
ネズミ
ネコ
イヌ
サル

実は、私たち人間の睡眠は、この極度に発達した脳を効果的に休めるために進化してきました。睡眠が不足すると、まず「前頭連合野」と「頭頂連合野」という部分の脳機能が低下してしまいます。特に、「前頭連合野」という部分は、人間が人間らしくあるための機能の大部分に関与しています。

さて、この「前頭連合野」はどんな機能をつかさどっているのでしょう？

ザックリ説明させていただくと、考える、計算する、記憶する、言葉でコミュニケーションする、そして、感情や情動などの人間らしいココロや理性を担当している箇所となります。また、細やかな運動をコントロールしているのもこの部分で、人間らしく生きる高度な機能をつかさどっているのがこの部分なのです。

私たちは眠ることを通じて、人間が人間らしく生きるための脳機能を維持しながら生きているのです。

眠らないとどうなるの？

動物や昆虫を用いた断眠実験（眠らない状態を続ける実験）という、過酷な実験によると、どの動物も不眠状態を継続すると生命を維持することができなくなり、死にいたってしまうようです。人間で同様の実験をすることは倫理的に不可能なのですが、同じように生命を維持できないのではないかと言われています。

ヒトの断眠実験ではアメリカの高校生ランディー・ガードナー君が11日間眠らなかったというギネス記録があります。しかし、断眠3日目で記憶が大幅に低下し、極度のイライラ感に苛《さいな》まれ、子どもでもできるような簡単な計算もできなくなってしまったとのこと。

私達の脳が支障なく正常に機能するためには、睡眠はおざなりにはできないのです。しかし、この実験ではもう一つ興味深い記録が残っています。11日間の断眠後、同じように11日間の眠りが必要だったかというと、実は、たった2日分（14時間）の睡眠で、ガードナー君はその後、何の障害も示さなかったとのこと。

若い年齢を加味しても、不足した睡眠は、同じ量の睡眠で補うということにはならないようです。眠りは単純な足し算引き算の関係ではなく、量だけでは測れないということを示している興味深い事実です。

※ランディー・ガードナー君の断眠記録は健康上好ましくないということから、現在ではギネス記録から抹消されています。

人はなぜ眠くなるのか？

睡眠は一見単純な現象のように思えますが、カラダの中ではかなり複雑なメカニズムを持っています。一定の時間、暗い環境にいると眠りホルモンの分泌が促されます。しかし、煌々《こうこう》と明るい夜でも、やっぱり強い眠気が襲ってきますよね。

私達の眠りは、

・生体リズム

・睡眠のホメオスタシス

という2つの機能のバランスにより、日々コントロールされています。

2つめの「ホメオスタシス」って何？　ちょっと難しそうですよね。

ホメオスタシスとは、様々に変化する外部環境に対してカラダの中の状態を常に一定に保つ働きで、生体の恒常性を維持すること＝生命の維持を意味します。

「睡眠のホメオスタシス」とは？

脳を使って活動していると「睡眠物質（疲労物質）」がどんどんたまっていきます。

起きていると、疲れがたまってきますよね。疲れがたまるということは、睡眠物質が日中の間、カラダの中にどんどんたまっていっているということ。それが引き金となって眠くなってくるというのが睡眠のもう一つの仕組みです。

「睡眠物質」は眠ることで一旦は取り除かれます。そしてまた翌日、目覚めている間に睡眠物質がカラダの中で増えて眠くなってくる……というサイクルで睡眠と目覚めが日々繰り返されています。これが、「睡眠のホメオスタシス」です。

この働きは、時刻とは関係なく、目覚めている時間の長さによって決められます。睡眠が足りなくなると、睡眠のホメオスタシスが強く働き、長く深く眠りたいという脳の欲求が高まります。

「今日は眠らないぞ！」と、無理やり昼間と同じ明るい環境を夜中に作っても、コーヒーを飲んでも、冷たい水で顔をジャブジャブ洗っても、目はとろりとし、ウトウトしてしまう……というのは睡眠物質の影響かもしれません。

さて、この睡眠物質は、一つの物質ではなく様々な物質の総称であり、現在まで数十種類が知られています。

実は、眠ること以外に、カラダの中から「睡眠物質」を取り除く方法はありません。

カラダの疲れは、少し休んだり横になったりすると回復させることができますが、脳の疲れは睡眠をとらなければ回復することはできないのです。

睡眠物質がたまり、脳に疲れがたまった状態では、思うように自分の持っている能力や才能も発揮しにくいものです。

「私は、徹夜をしている方が仕事がはかどる」なんていうのは、大きな勘違い。徹夜をしてボーッと疲れたアタマがそう錯覚させているのでしょう。

同じ時間を使って頑張るのであれば、夜はぐっすり眠って睡眠物質を取り除き、スッキリとした朝や日中に集中して仕事や勉強に励んだほうが脳のためには得策です。

同じ時間でも、時間の質そのものが大きく変わってくるからです。

昼夜逆転の生活は可能？

私達人類がこの地球上に誕生して、約２００万年と言われています。トーマス・エジソンが白熱電球を一般に普及させて約１３０年。ついには、スイッチひとつで24時間いつでも光のある生活が当たり前になりました。

今は深夜でも煌々《こうこう》と明るい不夜城になってしまった地球ですが、長い間、夜は暗いものでした。

私達人間は日中行動する昼行性の動物です。たかだか１３０年程度では、夜行性動物のように夜に行動的に活動できるように遺伝子を変えることはできません。

起きている時間が長くなり、「睡眠物質」が増えてたまると眠くなります。しかし、皆さん疲れたら適当な時間に寝ているわけではありませんよね。一般的な生活を送っている方は、朝目覚めて、日中は活動し、夜眠るという日々を繰り返していると思います。

もし、夜勤のある職場に勤務している等で昼夜逆転生活をすると、快適に生活できなかったり、イライラしがちになります。適当な時間に寝て起きてを繰り返し、不規則生活をしていると慢性的に体調が優れない状態になりやすくなるのです。

「眠りたい時間に適当に眠る」

一見、自由で楽しそうに見えますが、心も体も不健康で不自由になっていくというのは、容易に想像できるのではないでしょうか。

約25時間の体内時計を24時間に調整する朝日のチカラ

眠る←→目覚める、というリズムには、「睡眠物質」の増減や、「メラトニン」の分泌だけでなく、「体内時計」も大きく関係しています。

私達は、地球時間の24時間のリズムに合わせて、カラダの中でも時を刻みながら生きています。

さて、この1日のリズムはどこから生まれるのでしょうか。実は、一日のリズムを体内で刻むカラダの親時計（マスター・クロック）も脳の中にあります。

脳の中でも、図のように左右の目の神経が交差する視交叉と呼ばれる視床下部にある小さな核『視《し》交《こう》叉《さ》上《じょう》核《かく》』という場所に時計は存在しています。

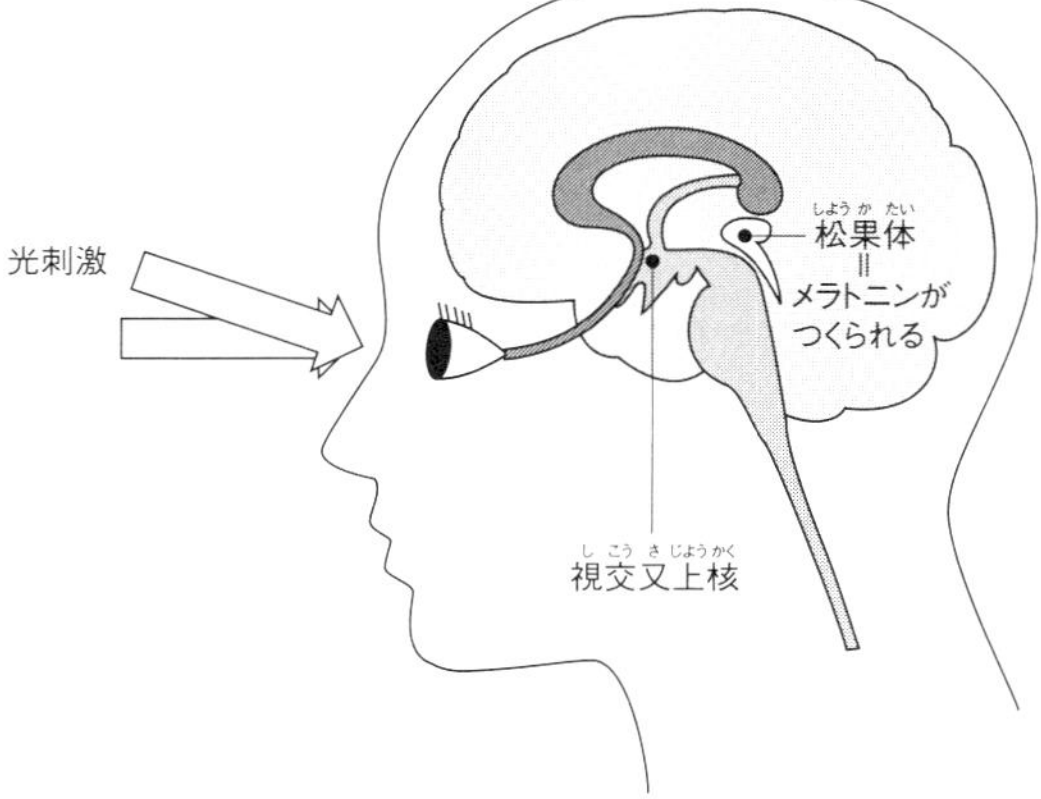

『図解雑学 睡眠のしくみ』（ナツメ社）より　改変

朝、目覚めて朝日を浴びると、光の刺激は目から入り、網膜で神経を伝わる信号となります。信号が視交叉上核へ伝わると、体内時計が24時間にリセットされ「朝です！　みんな揃って動き始めてください‼」と、体中の細胞にある子時計に号令を出す仕組みになっています。

もし、私達が洞穴などに閉じ込められたりして、太陽の光、外界の気温の上下変化、人や情報など社会的接触、食事のリズムの制約、などがないような場所にいると、地球の自転より少し長い約25時間の周期で体内時計は時を刻み始めるでしょう。

ズレた体内時計で暮らしていると……

「自分が本来持っている約25時間周期の体内時計にしたがって生活をしたほうが、心地良いのでは？」と思う方もいるかもしれません。

地球の自転と体内時計とは1日約1時間ずつズレてしまうので、1週間もすると昼夜逆転生活になってしまいます。

まず、昼夜逆転生活では、一般的な社会的生活がしにくくなるでしょう。

「私は、フリーランスで働いているし、メールだけで仕事は片付けられるから一般的な社会生活とズレていても大丈夫！」と主張される方もおられるかもしれませんが、さて、本当に不具合はないのでしょうか。

自分が本来持っている体内時計で暮らし続けると、一斉に足並みを揃えて動いてくださいという号令がかからないため、次第に、

1. 睡眠覚醒リズム
2. 体温のリズム
3. ホルモン分泌のリズム

がバラバラになっていきます。そして、それぞれが元々持っている固有のリズムで動き始めます。これを、専門用語でフリーランしている状態と呼びます。

例えば、睡眠―覚醒リズムは約33時間周期でフリーランしはじめます。体温のリズムは強固な体内時計の影響下にあるので約25時間周期でフリーラン。

ひとりのカラダの中で、色々なリズムがバラバラとフリーランしている状態を、オーケストラにたとえてみましょう。

一つ一つの楽器はそれぞれのリズムで心地良く音楽を奏でていても、全体的なハーモニーとしてはグチャグチャになってしまいます。

そんなオーケストラの演奏を聴いていると、アタマが痛くなったり、お腹の調子が悪くなったり、イライラしたり……ということが、実際のカラダでも起きやすくなるのです。

飛行機で海外旅行をすると時差ぼけで多くの方が苦しみますが、リズムがバラバラになった状態というのはまさにそういう状態です。日本にいながらにして時差ボケ状態に陥ってしまうのです。

昼行性の動物である私達人間が、夜行性の動物をマネて夜型生活をしようと思っても、気合で夜勤に耐えるカラダになりたいと思っても、カラダの中の様々なリズムのバランスによって、夜更かし生活や不規則生活では健康的に生きていくことができないようになっているのです

電波を受信することで時計のズレの誤差を自動修正してくれる電波時計を持っている方も多いでしょう。内臓されている受信機が電波を受信することによって時刻を自動的に合わせてくれるような仕組みになっています。

この、便利な電波時計ですが、電波が受信できずにいると時刻にズレが生じてきます。これと同じように、私達人間も自分の持つ時計の時刻のズレを毎日調節しています。その作業を、私達は「朝日浴」によって行っているのです。朝日を無視した夜型生活では、時計にズレが出てきて様々な不調が起こります。

朝日を浴びるのはタダ。ぜひ、朝は爽やかに朝日浴から一日をはじめてみてください。

寝る前はカラダがポカポカしてくる？

体温の上下にもリズムがあります。基本的に、ヒトのカラダは深部体温が上がると活動モードになり、下がると眠りモードに転じるようにできています。

例えば、冬山で遭難し、強い眠気が襲ってきた人に、「寝るな！　死ぬぞ!!」と同行者が叫ぶという映画などのシーンを見たことがあると思います。なぜ、遭難しかかっている非常事態中に、突然眠くなってしまうのでしょう。ここに、体温と眠気の関係が潜んでいます。

人のカラダは表面の皮膚温度ではなく、内部の温度＝深部体温（※以下、体温）が急降下すると眠くなるように、プログラムされているのです。

（厳しい冬山では外気温が低すぎるため、眠ってしまうとそのまま体温は下がり続けて危険な状態になってしまいます。起きて身体を動かし温めることが大切です）。

一日の体温の動きと眠気の関係

体温が下がると眠気が襲ってくる……ということがわかったところで、私達の一日の体温の動きを見てみましょう。一定の温度を保っていると思いがちな体温ですが、一日を通してこのように体温が上がったり下がったりしながら、睡眠―覚醒のリズムと連動しています。

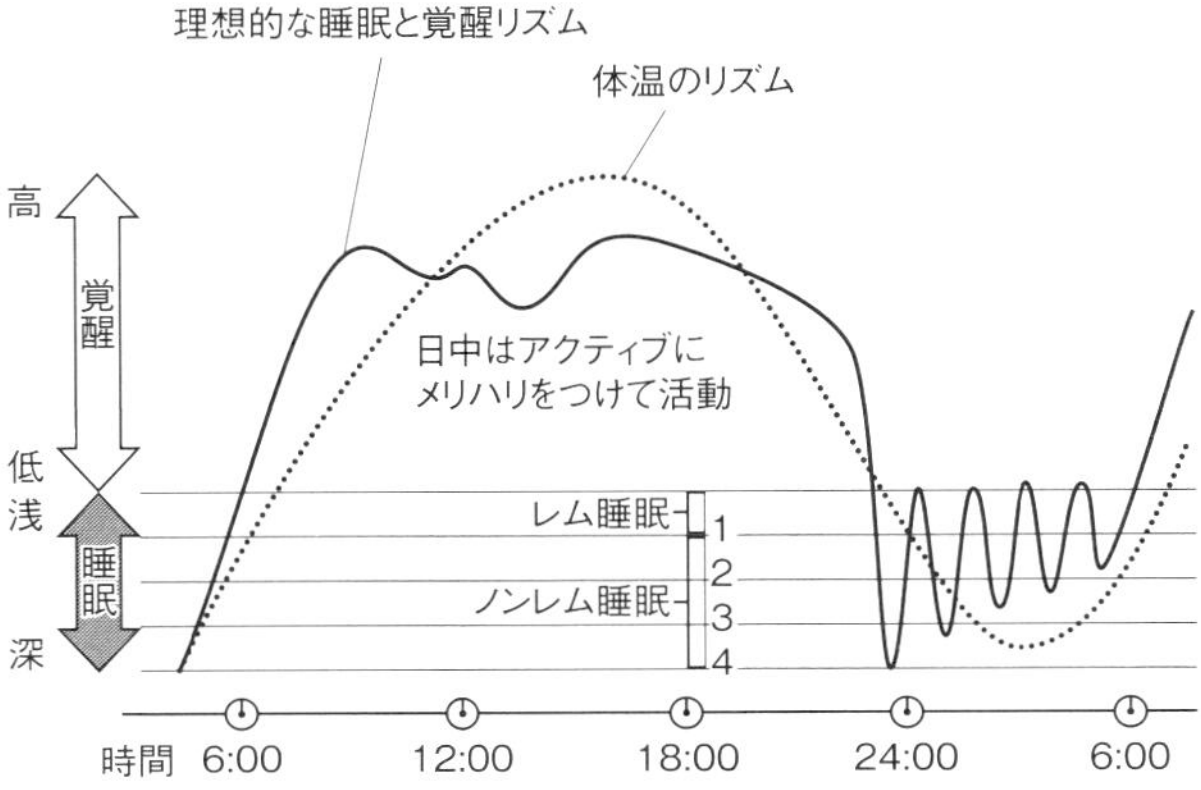

『最強の睡眠法』(小学館)図を改変

朝日浴をすると、体内時計は朝を認識しリセットされます。カラダの内部の温度は上昇し始め、日中の活動がしやすい状態になります。

そして、朝を認識してから約14～16時間後。夜もふける頃にはカラダは体温を下げて眠る準備をします。そして、朝を認識後、21～22時間ほど経った翌朝に、体温は再び上昇し始めて、翌朝に向けて目覚める準備ができるようになっています。

例えば、あなたが今朝、午前7時に朝日を浴びて目覚めたとします。すると、夜の9～11時頃には眠る準備がはじまり、翌朝は午前4時～5時頃から目覚める準備がはじまるということなのです。

今日の朝の目覚め方が、体内時計の仕組みによって夜の眠りの時刻を決め、翌朝の目覚めのカラダの準備にまで影響しているのです。

カラダがポカポカするのは、内部の体温が下がっている証拠

さて、ここで一つ疑問が出てくると思います。

「寝る前ってポカポカ温かくて、体温は上昇している気がするのだけど？　眠る前に体温が下がっているっておかしくないですか？」

「赤ちゃんが眠る時は手足がすごく温かくて、寝汗もすごいです……」

実は、まさに、その状態が深部体温を下げている状態です。

カラダの表面の手足の毛細血管から熱を放熱することで深部の熱を外側に逃がしているのです。手足はラジエーター（放熱板）の役割をして効率的にカラダの内部から体温を発散しています。

ですから、夜眠る前に「手足がポカポカしてきたな～」と感じたら、あなたのカラダの内部の体温が下がってきた証拠。眠る準備ができましたということなのです。

また、眠っている最中に、汗をかき蒸発させることで、より深部体温を下げるようになっています。このように体温を下げることで熟睡を促しているのです。

私達のカラダは本当によくできていますね。

column 2

女性と眠り

「生理前は、なんだか眠い……」

多くの女性が経験するこの症状。

実は、まだなぜこういうことが起こるのかは解明されていません。

・生理が近づくと眠りにくくなる→月経前不眠
・生理が近づくと起きにくい→月経前過眠

このため、日中に眠気が強く出る方もいますが、一般的に健康な女性でも経験する可能性が高く、病気ではないので、生理の前には精神的なリラックスを心がけましょう。

また、私も経験しましたが、妊娠中には様々な症状により、夜間の睡眠がとりにくくなります。症状が重い方の場合はマタニティーブルーになりやすいため、パートナーや社会的なサポートが不可欠です。

睡眠不足になりがちな方は、適度な昼寝も効果的ですので、ぜひ取り入れてみてください。

50歳前後になると、月経が止まり閉経を迎える女性が増えてきます。

閉経前後5年くらいの更年期に入ると、ホルモンバランスが乱れ、様々な自律神経失調症状があらわれやすくなります。

実に、更年期障害の方の50%以上もの方が不眠を訴えるとのこと。

鎮静作用のあるアロマなどを使うなどし、リラックスを心がけたり、日中は太陽光をしっかり浴びて快活に過ごしたり、昼寝を取り入れるなどして工夫してみてください。また、必要であれば産婦人科に足を運んでみるのもよいでしょう。

何かにつけ、女性は極端なダイエットに走りがちですが、ダイエットは睡眠も痩せ細らせてしまいます。

快適な睡眠をとるためにも、健康的にエイジングするためにも、バランスの良い食生活は大切です。

良質な睡眠と食事で、健やかな日々を過ごしましょう。

3章

快眠のためのキホンの習慣

眠りのメカニズムを理解したところで、
いよいよ、快眠のための朝の習慣、
夜の習慣の本題に入っていきます。

＊

どれも今日から簡単に実践できることばかり。
難しいことはありません。

＊

さぁ、快眠生活の扉を開きましょう！

朝、スッキリ目覚める9つの習慣

1 お目覚めスッキリの朝日浴

すでに何度も述べていますが、スッキリ目覚めるためには朝日浴が一番です。朝日を浴びることで脳に朝が来たことを伝えると、全身の細胞に存在している時計遺伝子に「皆さん！　そろって動きましょう!!」と号令が下り、体内時計がリセットされます。交感神経の活動も活発になり、体温も上昇。夜間に分泌されていた眠りホルモンのメラトニンも徐々に消失します。

朝日浴と言いますが、カンカン照りの日光に当たる必要はありません。曇りの朝でも、日の出から一時間ほどたつと約２０００ルクスほどになります。晴れている日の朝は５万５０００ルクス以上もの光を浴びることができます。

お部屋の中と外では、照度も大きく違います。カーテンを開けて、できればベランダなどの屋外に出て、伸びをしながらしっかり朝日浴をしましょう。スッキリと目覚めることができます。

いつもだいたい同じくらいの時間（休日も含めてプラスマイナス2時間以内）に起床し、朝日浴をしましょう。日中、メリハリをつけて動けば、夜の寝付きもグッとよくなりますよ。

秋から春にかけて目覚めにくくて困っているという悩みをよく聞きます。そういう方のおうちは、遮光カーテンでピシリとカーテンを閉じて、寝室を洞穴状態にしていることが多くみられるようです。

もし、目覚めにくいという場合は、5〜10㎝ほどカーテンを開けて寝てみてください。起床30分前くらいから、徐々に光を感じられるように調整しておけば、光の目覚まし効果で、より目覚めのスッキリ感が増します。

逆に、睡眠時間が短くなりがちで、朝日も4時頃に昇ってしまう夏は、カーテンで光を遮ることで、できるだけ睡眠時間を確保できるように工夫してみてください。

スッキリ目覚める朝日浴の極意

（1）朝の決まった時刻に起床する

↓できれば、毎日同じ時間に起きて、同じ時間に寝るようにしましょう。土日はお昼近くまで二度寝しがちですが、昼や夜に目覚めるのではなく朝に目覚めましょう。

＊どうしても二度寝をしたい方は74ページを熟読してください！

（2）起床から1〜2時間以内に朝日を浴びる

↓朝の光を目覚ましにして起きましょう。できれば、ベランダやお庭に出てしっかり朝日を浴びましょう。

（3）15分以上の朝日浴習慣

↓おウチの中での朝時間はカーテンを全開にして窓辺近くで過ごしましょう！　朝食も朝日がさし込む窓辺で頂くのがよいでしょう。

2 ベッドでできるお目覚めプチ・ストレッチ

朝、カーテンを開ければ朝日浴ができるとわかっていても、ベッドからカーテンまでが遠いため、そこにたどりつくまでがツライ……という方もいらっしゃいますね。

そんな方のために、ベッドの中で、なにも考えずに目覚めを促す方法があります。

ベッドに横になりながら、手をブラブラするのです。できそうであれば、一緒に足もブラブラしてみてください。

何もしていなければ二度寝、三度寝に入ってしまいそうなところが、ただ、ブラブラ手足を振っているだけで、ぼーっとしていた頭が思いのほか、スッキリしてくるはずです。筋肉からの神経刺激は、脳の活動を活性化してくれます。

ブラブラ体操で、カラダが目覚め始めたら、座った姿勢に切り替えて、深呼吸をしながら背中の筋肉をぐっと伸ばしたり、肩をグルグル回すなどストレッチも加えてみてください。お腹、背中、太ももなどの大きな筋肉を意識して動かすことで、交感神経をさらに刺激し、目覚めのスイッチもオンにしましょう。

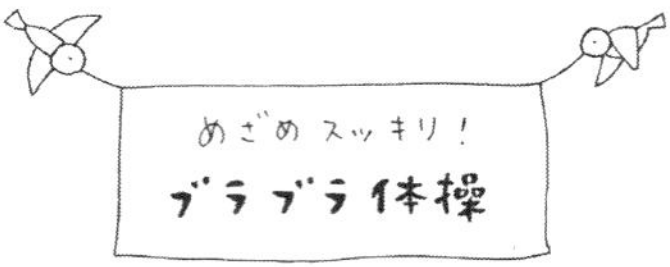

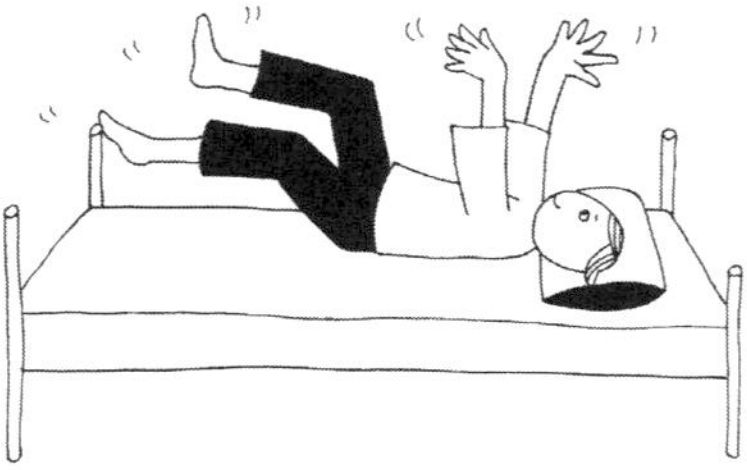

神経を刺激 → 脳がスッキリ！

3 カラダ潤すモーニング・ウォーター

眠っている間には、約コップ1杯以上の水分が、汗、尿、呼気などから奪われてしまうというのは有名な話です。

朝、起きたてのカラダはカラカラ状態。乾いたカラダに恵みの水を、しっかり補給してあげましょう。

朝起きて、何も飲まずにいると、血液粘度が増大し、血液はドロドロ状態になります。心筋梗塞《こうそく》や脳梗塞などの血管の詰まりによる循環器系の病気の発生リスクが高まってしまうということも伝えられています。

朝、眠いのにすぐにキッチンに行くのがめんどうくさい……という方は、夜寝る前に枕元にコップ一杯のお水を用意しておくのもいいでしょう。蓋のついているマグカップやタンブラーで用意しておくと、こぼれてしまう心配もありませんね。

レモンやライムなどをしぼった炭酸水にはちみつを加えたシトラス・ウォーターもおすすめです。シュワシュワ効果も加わり、爽やか度がアップします。

4 朝ごはんで腹時計を整える

最近、朝食を抜く方が増えているそうです。あなたは毎日朝食を摂っていますか？

朝日浴で目覚める脳のマスタークロックを親時計とすると、私達は、もうひとつ親時計を持っています。それが、朝食を食べることで目覚める「腹時計」です。

実は、最近になって、腹時計は食事を摂るタイミングに合わせて時を刻み、食事をとった時刻を約48時間ほど記憶しているということがわかりました。朝食で親時計を目覚めさせ、3度の食事も、だいたい決まった時間に食べることで、体内時計をより確固たるものにして、リズミカルに生活できるといいですね。

また、朝食は午前中のエネルギーを得るためにも大切な役割を持ちます。

もし、朝食を食べないとどうなるでしょう。

だいたい、朝食を抜きがちな方は、夜ご飯が遅い傾向があるのですが、仮に夜9時頃に夜ごはんを食べて、朝食抜きでランチまで何も食べずにいたとしましょう。すると、15時間も断食状態が続きます。日中は3時間だって我慢できず、ついついおやつを食べたり、間食をしてしまいがちなのに！

脳は、偏食家な器官で、エネルギー源としてグルコースだけしか利用できません。おまけに、フレッシュなエネルギーしか消費しない贅沢《ぜいたく》な器官でもあるのです。

想像してみてください。身体は、食べれば食べるほど、どんどん脂肪としてエネルギーを蓄え、蓄えすぎると太っていきますが、脳が太るなんて話は聞いたことがありませんよね。脳が太ったら、困ってしまいます。脳はエネルギーを蓄えられない器官なのです。

また、車は動いている時だけエネルギーとしてのガソリンを消費し、エンジンを切ればそれ以上エネルギーが減ることはありません。しかし、私達の脳はエンジンを切って眠りについていたとしても、起きている時と変わらないくらいのエネルギーを消費しています。

コロラド大学ボルダー校で行われた実験によると、ベッドの中で徹夜した８時間の消費エネルギーは、８時間睡眠を取ったときと約１３５キロカロリーしか消費量が変わらないという結果が出ています。眠っている間に３時間ごとに間食をとったり、おやつを食べたりする人はいないので、本来、朝起きたときには、脳は腹ペコ（脳ペコ？）状態なのです。

朝起きたらすぐに脳にフレッシュなエネルギーを補給してあげましょう。

「でも、私はダイエット中だから、朝食を抜きたいのです！」という方、実は、朝食抜きはダイエットには逆効果です。

朝食を食べないと、日中の運動量が減少し、消費エネルギーが低下します。また、朝食を抜いて一時的な飢餓状態を作ると、肥満を促進する物質である「インスリンライク・グロス・ファクター」という物質が肝臓から分泌されます。糖質の代謝パターンが変化し、エネルギーは蓄積方向に向かいます。朝食を抜いた分、昼食、夕食はドカ食いをしがちで、カロリーは増加する傾向になってしまいます。

また、夜遅くにご飯を食べる習慣がある人は要注意です。本来、休むべき胃腸が眠っている間に働かなければならず、そうすると翌朝はスッキリ起きられず、また、朝食は食べたくない……と悪循環が続きます。

このような、様々な理由から、朝何も食べないというのはおすすめできません。

5 朝ごはんにおすすめの食材

バランスの良い朝食としては、バラエティー豊かに副菜を用意しやすく、消化吸収も穏やかで腹持ちもいい、ごはんを中心とした和食がおすすめです。

しかし、料理が苦手な方や、朝ごはんを用意する時間がないという方は、調理器具を用意しなくても食べられる、パンやバナナや納豆、ヨーグルト、オレンジなどを絞ったフレッシュジュースだけでもチャージして一日を始めたいもの。簡単メニューに加えて、身体を温めるためにも汁物やスープを用意できれば最高です。

さて、最近は、朝食用にと販売されている飲み物やゼリーなどもありますが、脳への血糖値を長く最適な状態で維持するためには、あまり消化吸収の良すぎるものばかりを摂るのはおすすめできません。脳の栄養グルコースの元となるごはんやパン、スパゲティー、うどん、全粒粉のシリアル……などの複合炭水化物をベースにした、噛みごたえのある朝食メニューを心がけたいものです。

ちなみに、眠りホルモン「メラトニン」の原材料は、トリプトファンというアミノ酸です。外から栄養として摂らなければならない必須アミノ酸の一つです。

トリプトファンは体内でメラトニンに生合成される前に「セロトニン」という、心を穏やかにする働きのある神経伝達物質に生合成されます。感情に関わるホルモンで、通称「前向きホルモン」とか「幸福ホルモン」と呼ばれ、注目されています。実は、うつ病の治療にはセロトニンを高める作用のある薬剤が使用されているのですよ。

さて、前向きホルモン「セロトニン」を生み出すセロトニン神経はリズミカルな筋肉運動や光によって活性化されます。

朝日の入る窓辺で、複合炭水化物、良質なタンパク質、カルシウム、植物性脂肪、ビタミン、ミネラル等をバランス良くモグモグ食べて、朝からしっかりセロトニン神経を活性化。前向きエンジンをオンにして、一日をはじめましょう。夜にはセロトニンが、眠りを誘うホルモン「メラトニン」に生合成されて、ぐっすり睡眠を促してくれるはずです。

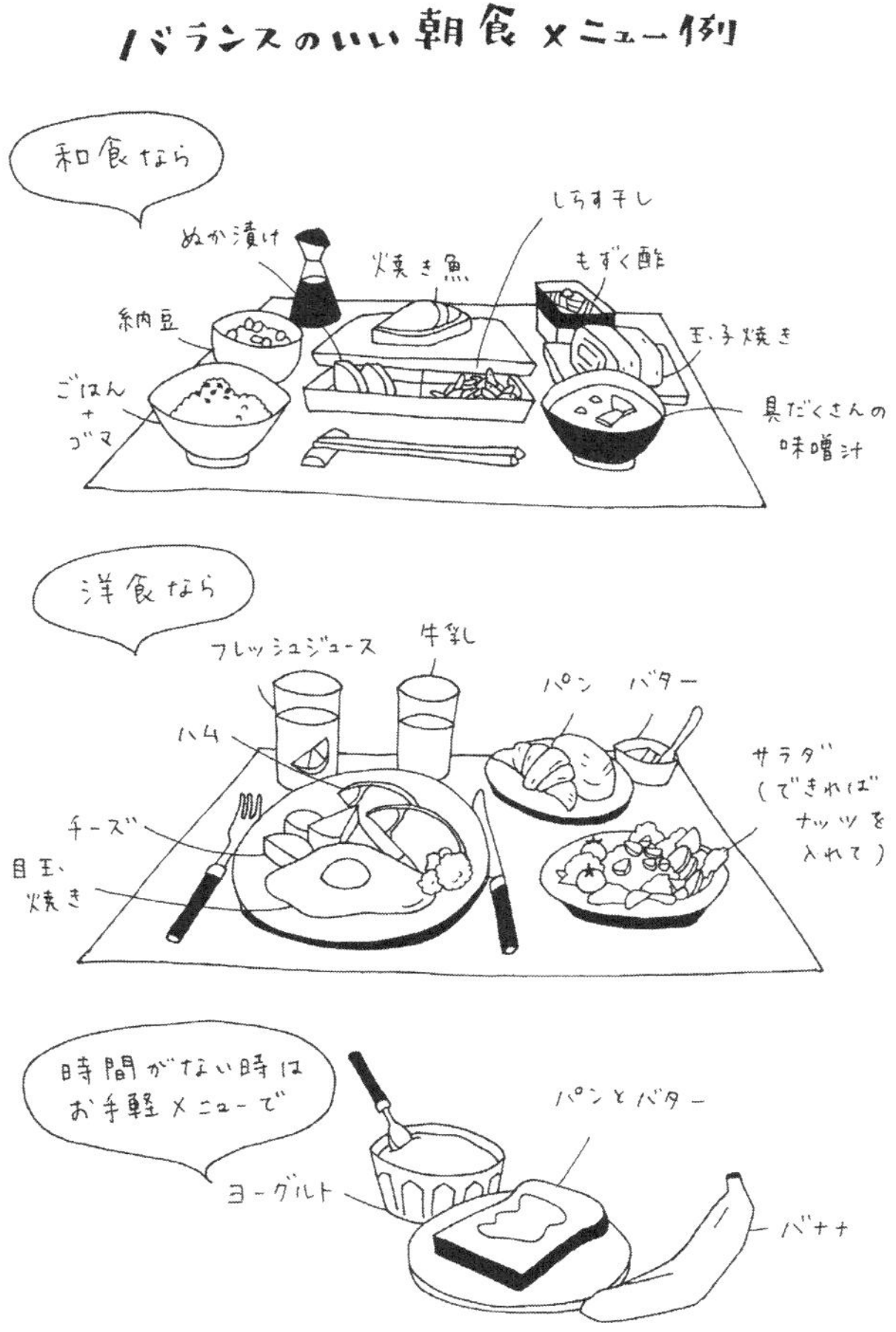
バランスのいい朝食メニュー例
和食なら
しらす干し
ぬか漬け
焼き魚
もずく酢
納豆
玉子焼き
ごはん
+
ゴマ
具だくさんの
味噌汁
洋食なら
フレッシュジュース
牛乳
パン
バター
ハム
サラダ
（できれば
ナッツを
入れて）
チーズ
目玉
焼き
時間がない時は
お手軽メニューで
パンとバター
ヨーグルト
バナナ

6 お腹スッキリ！ デトックス♪

さて、朝ごはんを食べると、さらにいいことがあります。

十分に休息をとった後の空っぽの胃に食べ物が入ると、一日で最大の「胃・結腸反射」と呼ばれる便意のゴールデンタイムが訪れます。

お腹スッキリ習慣の鍵は、ぐっすり眠った後の朝食にあるのです。

私達の便は、主に私達が寝ている夜中に作られています。眠っている間、胃や小腸は約90分周期で活動し、生きている腸内細菌やその死骸、消化吸収されなかった食べかすや、古くなって腸から剥《は》がれ落ちた細胞を、水分と共に腸の蠕動《ぜんどう》運動によって大腸へ運びます。最終的には結腸にためられて、結腸から大量に直腸へ送られると、便意をもよおし、排便するという仕組みになっています。

寝る時間が遅かったり、不規則だったり、また睡眠不足の方は、夜ごはんが寝る直前になりがちです。すると、睡眠の質も悪化し、朝の食欲が減退して欠食する方が増えます。

このようにして、朝食を食べずにいると、一日で最大の便意のゴールデンタイムを逃してしまいます。

もし、日中に便意をもよおしても、胃・結腸反射は弱くガマンしやすいのです。これが慢性的に続くと、直腸に便が送られてもだんだん便意を感じなくなってしまうことに。

朝食を欠食する習慣があるだけで、大腸の機能低下による「機能性便秘」の原因にもなってしまうのです。

デトックス（毒素排出）という言葉が流行《はや》っており、高いお金を払って岩盤浴やエステに行く方も多いようですが、毒素排出の最も大きな排出ルートは〝便〟です。

質のよい睡眠をとって、朝食を食べることで、お腹スッキリ習慣をはじめましょう。

7 ホットシャワーでスッキリ！

朝目覚めたばかりの時間は、休息の神経である［副交感神経］から、活動の神経である［交感神経］が優位へと切り替わる間《はざま》にいます。

朝日を浴びて目覚めた後は、ホットシャワーの刺激で、さらに交感神経を刺激して、スッキリ&シャキッと目覚めるためのサポートをしてあげると良いですね。

シャワーの温度は「熱くて心地良い」と思うくらいの温度がよいです。水圧も強めに設定してあげて。

ジャスミン、ペパーミントやユーカリなど覚醒作用のあるアロマや、気分を高揚させる柑橘《かんきつ》系のアロマなど、お気に入りの香りをセレクトして、いつもお風呂の中に常備しておくのもおすすめです。2〜3滴、お風呂の床に落としてシャワーを浴びれば、アロマの香りがバスルームを満たして気持よくスッキリ爽やかな気持ちで朝をすごすことができますよ！

8 わくわく目覚めるモーニングバスケット

朝、どうしても起きることができない人の大きな原因は、睡眠の質が悪かったり、睡眠不足が圧倒的に多いですが、もうひとつの理由に「起きる楽しみがない」「起きる目的・動機付けが弱い」ということもあるようです。

朝、目覚めるのが楽しみになるような工夫として、枕元にモーニングバスケットを用意してみるのはいかがでしょう。

夜のうちに、「朝、これを目にしたら気分が上がって目覚められる」というアイテムと、「朝に必要なもの」を一つのバスケットの中にまとめておいておくだけです。

私は、朝すっきり気持よく目覚めるために、大好きなバラや柑橘系のアロマのルームスプレー、気持ちの上がる詩集や風景の写真集や、翌日に必要なアイテムをお気に入りのバスケットに入れて、すぐに予定をチェックできるように開いた状態の手帳と、コップ一杯のお水と共に枕元にセッティングしています。

起きた瞬間からモーニングバスケットを目にしただけで、起きる気持ちがグイグイ上がっていきますし、今日必要なものをそろえるために朝からあちらこちらにバタバタ動く必要もありません。

目覚めのご褒美として、チョコレートなどのおめざを入れておくのも、朝のモチベーションをアップするアイデアです。

ちょっとずぼらで恥ずかしいのですが、私の場合、寝たままの状態でモーニングバスケットに手を伸ばし、アロマのルームスプレーを「シュシュシュッ」と、お部屋に吹きかけています。

起き上がることなく、手を動かすだけで、爽やかな香りが一瞬にしてお部屋いっぱいに広がり、「朝がきた！」という香りに後押しされて、最高の気分で目覚められます。二度寝気分は一気に吹っ飛びますよ！

眠る前にモーニングバスケットを用意することが、「入眠儀式」（１４６ページ）にもなるのでおすすめです。

9 仕事前の自分時間。朝活を楽しもう♪

忙しい1日が始まる前に、ほんの少しでも「自分だけのための時間」を過ごすことができたら、1日の充実度・満足度はグッと上がります。

目覚めたばかりのココロもカラダもスッキリとした時間。何の情報にも触れていない朝の時間は、1日の中で真っ白な自分と向き合える唯一の時間です。

この時間に、5分、10分、15分でも良いので、今、自分自身がやりたい事、わくわくできること、そして、今日やりたいことを全てリストアップしてみてください。

朝のおでかけや通勤はしっかり胸をはってシャキシャキと元気よくウォーキングしましょう。最近は、ケータイを見ながら下を向いて歩いている人を多く見かけますが、下を向いているのと前を向いて歩いているのとでは、目に入る陽光の強さもかなり違います。しっかりと、リズムを刻んで歩くことで、セロトニン神経をさらに活発化させて、前向きホルモンのセロトニン分泌を促してあげましょう。

ちょっと早く家を出てカフェなどで朝時間を過ごすのもおすすめです。外光が入る窓辺の席に陣取って、スッキリとした気持ちで、自分磨きのための勉強や、ゆっくり本を読むことで、心の栄養をチャージすると一日が心地良く弾みだします。

最近の朝活ムーブメントの盛り上がりによって、出勤前の時間に開校しているヨガ教室や英語教室もあります。疲れた夜に通うよりも、集中力高くスッキリした気持ちで取り組めて好評です。長続きのコツは、勤務地近くの教室を選ぶこと。

忙しく働いていると友達とも疎遠になりがちですが、「朝にお互いの職場近くのカフェで会おう！」と提案してみるのもよいですね。実は、朝時間は、夜よりも予定が合わせやすい穴場な時間なのです。

お付き合いしているパートナーや、気になる人を朝時間に誘うのもいいですよ！仕事で遅れたりして相手をイライラ待たせがちな夜よりも、爽やかな朝日のもとで、頭もスッキリ、会話も弾みます。また、「朝に会うなんて新鮮！」と、朝の良いイメージの中でお互い相手のことを印象強く感じられる良い効果もあるのです。

自分なりの朝活。楽しんでみてください。

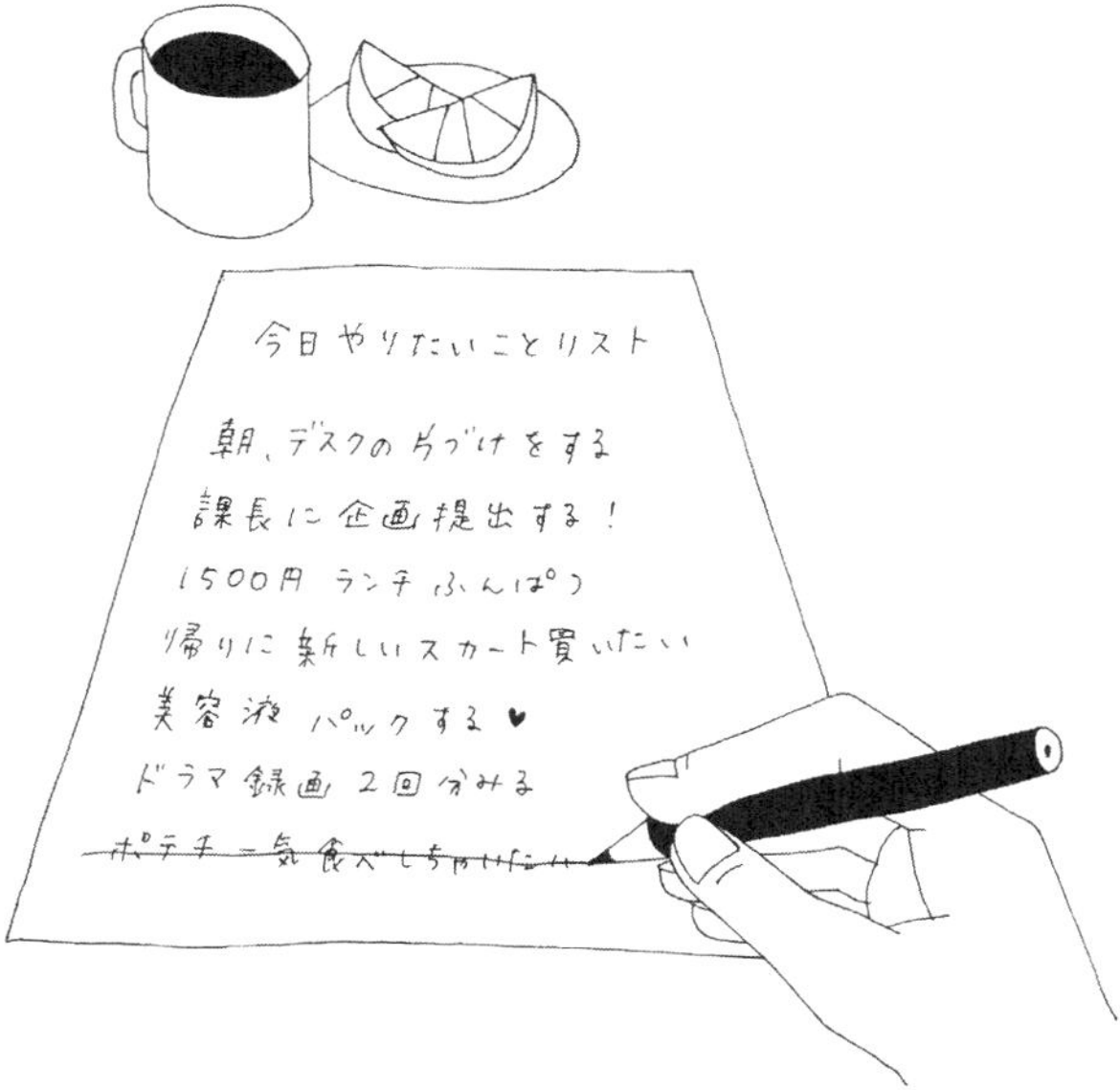
今日やりたいことリスト
朝、デスクの片づけをする
課長に企画提出する！
1500円 ランチふんぱつ
帰りに新しいスカート買いたい
美容液 パックする♥
ドラマ録画 2回分みる
ポテチ一気食べしちゃいたい

快適で集中力の高い仕事時間のすごし方

1 朝のお仕事集中術——午前中にはクリエイティブな仕事を！

ぐっすり眠った後の朝は、脳もしっかり整理され、不要なストレスも軽減され、集中力も回復し、脳もクリアな時間です。心のザワつきも日中に比べれば少ない状態をつくることができます。

オフィスに勤務されている方であれば、少し早く出勤すれば、突然「会議するぞ！」と言われることもなく、同僚や部下から話しかけられたり、電話も騒々しく入ってくることもなく集中できる環境が一日の中で一番整っている時間です。

また、生活習慣が整っている方であれば、午前中の10時〜12時は覚醒度の高い時間。午前中こそ、クリエイティブな仕事をするのにもってこいの時間です。

さて、朝からしっかり集中するためには、仕込みも大切です。忙しい、時間の波にもまれる前、仕事に入る前（通勤電車の中でもＯＫ）に、今日すべきことを、全て紙に書き出してみましょう。仕事のこと、プライベートなこと全てです。するとと、今日やること、やりたいこと全てが可視化され、どのような順序でこなしていけば効率がいいか、想像しやすくなります。今日やるべき事のヌケ・モレも防げます。

次に、それぞれの作業にかかる時間を見積もり、それぞれ何分、何時間かかるか書き出します。

ここで、手帳やオンラインのスケジュールページを開き、今日やるべき事を書き始める前に、

（1）仕事を終了したいゴールの時刻

（2）作業のバッファ（予備）時間＝仕事終了前の30分～1時間

（3）ランチをとりたい時間1時間

この3つの時間を枠としておさえてください。

すると、今日の作業に当てられる時間がきまります。

次に、どのような流れで今日一日を過ごすとスムーズか、今日一日の仕事のメニューとしてやることを全て配置します。

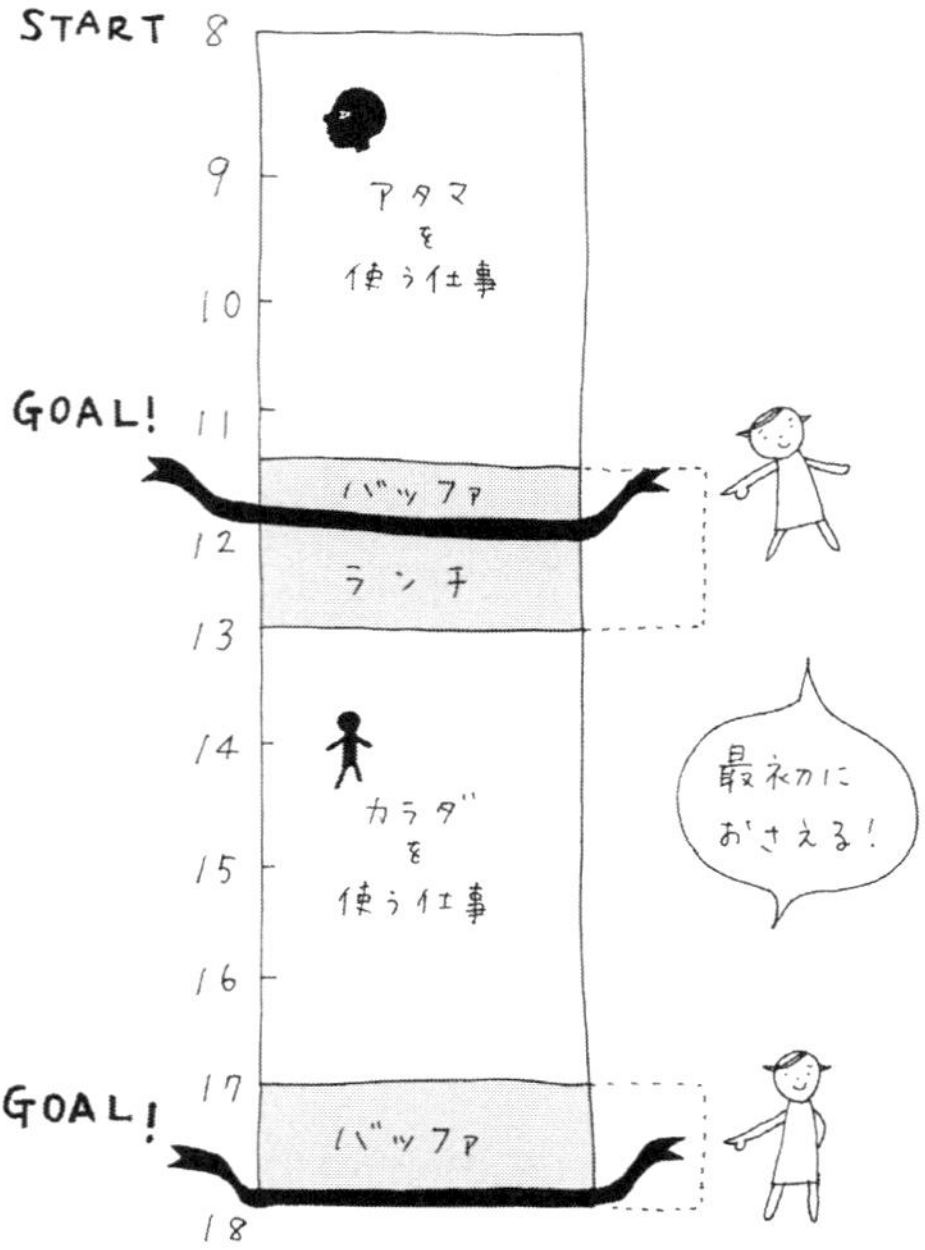

できるだけ、難易度の高い仕事や、脳を使う仕事は午前中に配置するというのがポイントです。チカラ仕事など、カラダを使う作業は午後の体温が高い時間に持ってくると、より効率的に進むでしょう。

このように、カラダの持つリズムも考慮して配置すると、一つ一つの作業を効果的に配置できます。

また、一つ一つの作業の終了時間をゴールとして設定することで、各作業が集中力高くメリハリよくすすめることができます。

ネット上で調べ物をしていて、うっかり寄り道し、目的以外のことで時間を潰すということも防ぎやすくなりますよ。

一つ一つの仕事が早く終わったときには、「私、いい調子！」と、時間の使い方の自己評価も高くなり、弾《はず》みがつき、気持ちも良いものです。

最近の仕事というのは、終わりがつけにくい仕事が増えています。まずは、仕事を始める前に、何を終着点にするか、時間もしっかり区切って、ダラダラやりつづけずに、アウトプットしていくことが大切です。

アウトプットすることで、次の課題設定やゴール設定も決めやすくなります。

一つ一つのタスクが終了したら、線を引いたり、タスクの前に○を書いておいて●と塗りつぶすなどすると、達成感もあり、テンポよく感じられて、楽しく仕事をすめることができます。

このようにしておくと、自分で自分の仕事量をしっかり把握することができるため、割り込みの仕事が入ってきても、今日やるべき仕事を優先させながら、今日の自分が受けられる状態か、明日に回すべきか、他の人にお願いすべきかどうかも、自己判断でき、決断も早くなります。

割り込みで入ってきた仕事や、今日やるべきことのバランスを見ながら、翌日にどの作業を回せるか、ゴール前の30分〜1時間でスケジュール設定し、今日片付けるべきことをその時間内で片付けます。

すると、今日の仕事の区切りも付けやすくなり、明日は何から取り組むべきかが、把握できている状態に持っていけるので、翌日もスムーズに仕事がはかどります。

オーバータスクの中で、仕事をどんどん請けてしまうと結局のところ、誰のためにもなりません。

ダラダラと、睡眠不足をまねき、本来の自分であればすぐに片付けられる仕事もダラダラと時間がかかってしまいます。すると、仕事は雪だるま状態に膨《ふく》れ上がり、毎日終電近くまで仕事をする状態まで日々の生活は蝕《むしば》まれます。

ワークライフバランスは完全に崩れ、週末には倒れるように寝だめ（睡眠負債の返済）をしなければならなくなります。

朝、一番に今日の仕事のメニュー＝時間割を自分で定め、脳を使う仕事カラダを使う仕事を、それぞれに適した時間に配置し、一日を効果的に使うことで、自分の脳力を思う存分生かせるように、時間と仲良くなりましょう。

ワークライフバランスを忙しい会社のせい、社会のせいにするのは簡単ですが、まずは、自分にできること。時間の使い方を見直すことも大切なことです。

お恥ずかしい話ながら、ワークライフバランスが整えられないのを会社や社会のせいにしていた……という生活はかつての私自身の生活です。

ある時、毎日終電続きや徹夜の忙しさから心身を壊し、一念発起してご紹介した方法で仕事時間を効率化しました。

それ以降、毎日終電に間に合うように会社から駅まで猛ダッシュしなければいけないようなトホホな生活から、毎日18：30頃には職場を出られるようになりました。

忙しいと言われるＩＴ業界の中でも、企画をねったり、文章を書いたり、取材をしたりされたり……と日々、大量のインプット&アウトプットしていかなければならない編集業務をしながらです。

一つ一つの仕事を時間内に集中して終わらせられるようになると、逆に、多くの仕事をテンポよく受けられるようになり、スピードよく仕事を片付けられます。長く時間を使って仕事をしていた時よりも、仕事内容もクオリティーが高くなり、ヌケモレもなくなりました。一つ一つの仕事を片付ける時間も速さを持ちながらクオリティーを保てるようになり、提出すべき仕事は、数日前には提出できる状態に。

心にも余裕が生まれ、プライベート時間もしっかり確保でき、仕事以外のやりたいことをやる時間も確保でき、リラックスタイムも上手に持てるようになりました。当然、睡眠時間もしっかり確保できるようになり、生活にもメリハリがつけやすくなりました。

朝に5分ほど時間を作って、今日一日の時間割を作るだけ。とてもカンタンなことなのに効果は絶大です。ぜひ、試してみてください。

2 15時前の15～30分のプチ・シエスタ（昼寝）で午後もシャッキリ

お昼ごはんの後の眠気は、世界のどこに住んでいても、人間なら誰もが経験する現象です。

よく、その理由を「ごはんを消化するために、胃に血液が行って、脳が貧血になるから眠い」と言われますね。では、朝食後、夕食後は眠いですか？　ほとんどの方においてそんなことはないはずです。

では、なぜ、昼食後の時間帯は眠気が出やすいのでしょう。カラダの最高体温期の少し前の時間である午後2～3時頃には、体内リズムの影響で自然と眠くなるようにできているのです。

この自然な眠気を利用して15～30分のプチ・シエスタ（短時間のお昼寝）習慣をつくってみませんか？

午後2～3時頃の眠気は、顔をバチバチ叩いて「気合だぁ――！」とカツを入れても消し去ることはできません。また、カラダを休めるだけの休憩には眠気を追いやる力はありません。

プチ・シエスタをすると脳の疲労が取り除かれます。プチ・シエスタ後は、作業能力が改善されたり、自分の作業能力を過小評価することがなくなったり、また、アルツハイマー型認知症の予防になるということも報告されています。

眠い中、頑張って作業を続けるよりも、ちょっと眠ったほうが午後は快適に過ごすことができますよ。

その時間はどうしても仮眠を取れないという方は、12時頃にプチ・シエスタをとると、眠気の予防になります。

プチ・シエスタのためのお昼寝時間は、若い方で15～20分。中高年で30分程度がおすすめです。長く昼寝をとりすぎてしまうと、本格的に深い睡眠に入ってしまうので、目覚めにくくなってしまいます。

効果的な時間でプチ・シエスタできれば、爽やかな気分が得られるはずです。寝すぎの防止には、携帯電話についているタイマーなどを使うのがおすすめです。

仮眠後によりスッキリ目覚めるためには、カフェインの覚醒効果を利用してみて。カフェインは飲んで30分程度で効き始めるので、仮眠後の眠気を取り去るのにピッタりです。

そして、目覚めたらすぐに、窓辺やベランダに出て太陽の光を浴びてスッキリ度をさらにアップ!
※夕方以降に眠気がきたら、眠るのではなく、お散歩などでリフレッシュして眠気をおさえてください。17時以降の仮眠は、夜の睡眠の質に影響が出てしまいます。

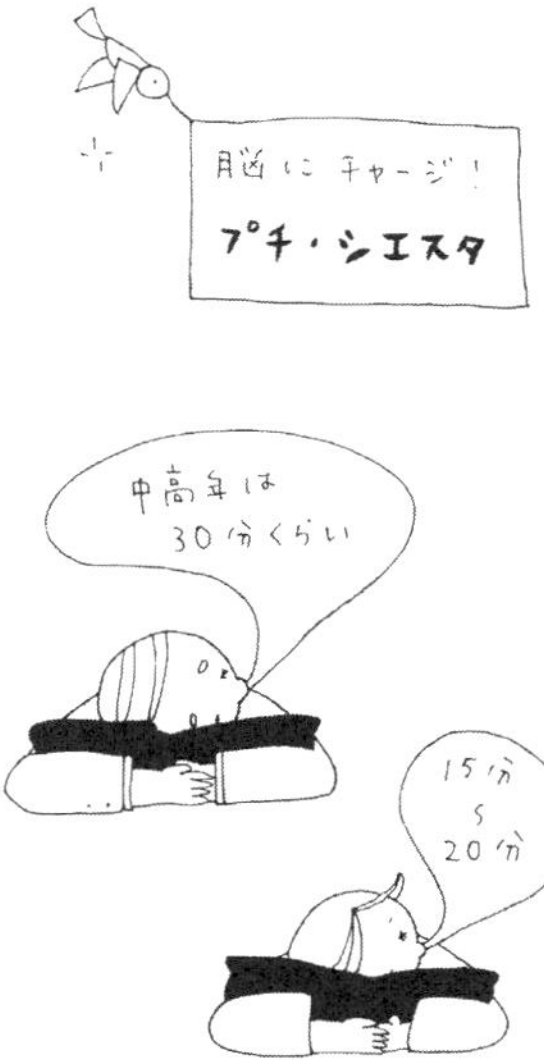

3 眠る4時間前のカフェイン摂取は避ける

プチ・シエスタ前には、その覚醒効果を狙い、カフェインを摂ることをおすすめしました。さて、摂取したカフェインがどれくらいの時間、覚醒効果を持続するかご存知ですか？

神経を刺激して脳からアドレナリンを分泌させる作用のあるカフェインは摂取後約30分くらいでその効果が現れてきます。そして若い人で3〜4時間、年齢を重ねた人ではさらに長い時間覚醒作用が続き、6時間ほど続く人もいます。

例えば、7時頃に夜ごはんと共にコーヒーやお茶を飲んだとして、夜中の12時を越しても覚醒効果が続くことも。合わせて、利尿作用もあるので、遅い時間に飲むと、夜中にお手洗いに行きたくて目覚めてしまうという原因にもなります。

快眠のためにいろいろ生活習慣を整えてみたのに、「どうしても、ぐっすり眠れない……」という方は、カフェインが夜の眠りを邪魔していることもあります。カフェイン飲料を飲む時間を工夫すると、眠りやすくなるかもしれません。

年齢にもよりますが、できれば、夕方以降（少なくとも眠る4時間前）はカフェインは避けて、ノンカフェインの麦茶、そば茶、ハーブティー、白湯をチョイスしてください。どうしても緑茶を飲みたい場合は三番茶以降のものを飲みましょう。
また、知らず知らずにカフェイン飲料や食べ物を摂取している可能性もあるので、左の表で一度チェックしてみてください。

カフェインなど覚醒効果のある主な飲み物・食べ物リスト
玉露、コーヒー、緑茶、ウーロン茶、コーラ、市販の滋養強壮用のドリンク剤、ココア、チョコレート&チョコレート入りのお菓子（チョコレートチップクッキー、チョコレートケーキ、チョコアイス）

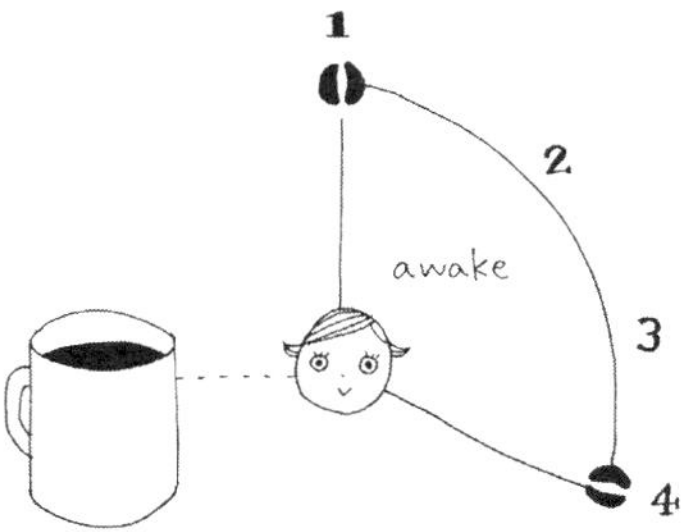

カフェインの覚醒作用は
3〜4時間くらい。

夜、ぐっすり快眠を促す7つの習慣

1 晩ご飯ではなく、〝夕ごはん〟習慣を始めよう！

晩ご飯は、いつも何時頃に食べてますか？

よく、「寝る前3時間前には食べ終わりましょう」という話を聞きます。

理由は、寝る前にご飯を食べると「太りやすくなるから！」というのもあるかもしれないのですが、睡眠の観点からも、寝る3時間前までに食べて終わるのをおすすめします。お腹ペコペコの空腹状態では眠りにくいのですが、満腹状態でも睡眠が妨げられてしまうのです。理由は、夜になって下がり始めた体温が、食事を取ることによって上がってしまい、眠りが阻害されてしまうから。

寝る直前に食事をとってしまうと、休もうとしているカラダにムチ打って、胃腸を消化のための時間外労働に駆りださなければなりません。寝ている間は、胃腸の活動は低下。消化はなかなかすすみません。すると、翌朝になっても消化できずに夜に食べた内容が胃の中に残ってしまい不快感につながることも。
また、消化の途中で眠ってしまうために、胃酸が強い状態のままになり、食道炎を招く場合もあります。いずれにせよ、胃への負担感は強く、翌朝の調子にも響いてきます。

夜遅くに食事時間がズレこんでしまった場合は、肉や魚などのタンパク質の多い食事は消化に時間がかかるので、おかゆ、パン、うどん、とうふ、りんご、バナナなど消化に良いものをチョイスしてみましょう。また、夜食は少し少なめに。

外食になる場合はコッテリとしたものや、重いメニューになりがちです。うっかり、晩ごはんの時間を逃して、寝る直前にドカ食いしてしまうよりは、晩ごはんではなく、夕方にとる「夕ごはん」を目指すイメージで時間を調整してみてください。

「自分の生活を考えると難しい……」という方もいらっしゃるかもしれませんが、可能なかぎり、仕事のピークを夕方くらいに持ってきて、今日の仕事は仕舞い仕事とし、明日の用意や仕込み、スケジューリングなど片付けの方向に持って行けるといいですね。そして、夕食後の夜時間は、精神的にもリラックスして過ごしましょう。

2 夜運動するなら激しいトレーニングではなく、リラックスを促すストレッチを

最近は、夜遅くまでスポーツクラブがあいていたり、トレーニングする時間がないからと、遅い時間に長時間走りこんだり、勢い良く腹筋、背筋、腕立て伏せなどをされる方の話を聞きます。

「運動した後はよく眠れるはず」と勘違いして、寝る直前まで運動されている場合もあるようです。

しかし、激しい運動の後は、「体温が急降下すると眠気のゴールデンタイムが訪れる」法則に反し、体温は急上昇します。

その後、体温が下がるまでに時間がかかるため、寝る直前の運動は安眠に逆効果となってしまうのです。合わせて、激しい運動によって交感神経も刺激され、休息モードへの切り替えがしにくくなり、モンモンとベッドの中で眠れぬ状態を招くことになることもあります。

また、夜遅くのスポーツクラブの室内灯は、高照度に設定されている場合が多いた

め、光の面でもカラダは目覚めの方向に促されやすくなってしまいます。

健康のため、眠りのために……と思ったことが、アダになり、逆に不健康な生活習慣を招いてしまうので注意が必要です。

健康と快眠のための運動を考えるのであれば、夕方〜20時頃までの20分〜1時間程度の有酸素運動がおすすめです。入眠をスムーズにしてくれたり睡眠を深くする効果もあります。

また、夕方の運動や外出は、ウトウトしがちな時間の眠気防止やリフレッシュにも役立ちます。

そして、夜は、ゆるゆるリラックスしましょう。寝る直前に運動するのであれば、ほの暗くムーディーな光の中で、日中の緊張をほぐすようなゆるやかなストレッチを。深呼吸なども加えながらカラダを休める優しい動きで、一日頑張ったカラダをいたわってあげてください。

3 ぬるめの入浴でリラックスバスタイム

体温が急激に下がると、寝付きが良くなります。

しかし、体温は「体温よ下がれ！」と念じて下げられるものではありません。体温を下げるために、私達ができることがあるのでしょうか。実は、入浴によって、外からカラダを温め、お風呂上りに体温が急降下するタイミングで、眠りのゴールデンタイムをつくりだすことができるのです。

おすすめの入浴時間は寝る1時間半ほど前。温度は39～40度のぬるめに設定。入浴時間は20～30分ほど。ラベンダーやカモミールなどのお好きな香りで鎮静効果のあるアロマオイルをたらして芳香浴を楽しむのも良いですね。夏は半身浴、浴室内が寒い冬は全身浴で、全身の筋肉を弛緩《しかん》してゆるゆるリラックスして過ごしてみてください。副交感神経が優位に働きやすくなり、気分も落ち着いてきます。

入浴後に、水分補給をし、カラダを拭《ふ》いたり髪の毛を乾かすなどしているうちに汗も引き、ゆったりと眠る準備をしているうちに体温が下がりはじめてきます。ここで、お布団にもぐり込めば、スムーズに眠りにつくことができるでしょう。

熱いお風呂が好きな方の場合、寝る直前に入浴してしまうと、交感神経を刺激してしまうので、せっかくの眠気が覚めてしまいます。お風呂から出ても、カラダが火照《ほて》り、体温が下がるのに時間がかかるため、寝入るのにも時間がかかってしまいます。もし、41度以上の熱いお風呂に入らないとお風呂に入った気がしないという方は、就寝前ではなく、できるだけ、2〜3時間前にはお風呂を済ませましょう。

リラックスしたバスタイムをすごし、心身ともにさっぱりリフレッシュ。入眠のゴールデンタイム作りで質の良い眠りを促しましょう。

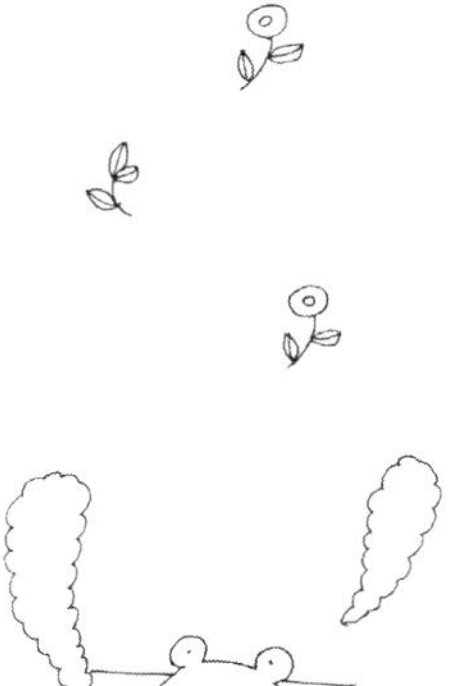

4 就寝1時間前には照明を暗く、ＰＣ&テレビはＯＦＦ！

眠り誘発ホルモン「メラトニン」は煌々《こうこう》と光照明のある中では分泌が抑制されてしまいます。

でも、パソコンや携帯電話からネットやメールをしたり、テレビを見ているとついつい夜更かししてしまいますよね。直接、光源を見ているのですから、メラトニンの分泌が抑制されて眠りにくくなってしまいます。

明るい光は体内時計を前進させるだけでなく、浴びる時間によって、後退させたりする作用もあります。

もともと、約25時間の体内時計を持っている私達。地球時間より1時間ほど長い時計を持っているため、そもそも夜更かししやすいようにできています。ここで、夜間に強い光を浴びてしまうと、夜更かし生活はどんどん加速し、地球時間とのズレはどんどん大きくなっていきます。

ちょっと話は変わりますが、お買い物をしていると、なんだかわくわくしてきますよね。実は、お買い物をしていると、快楽物質であるドーパミンが脳内から分泌されて、興奮状態になります。

深夜になると、テレビショッピング番組が増えてきます。パソコン、携帯電話でのショッピングサイト＆オークションは深夜でも無休で営業中で、比較検討しているとついつい深夜0時を越してしまうことも。

どつぼにはまると、どんどん興奮して眠れなくなってしまいます。

基本的に、テレビ番組やパソコン、携帯電話はどれも興奮を促し、夜に眺めていると不眠の方向に流されてしまいがちです。

夜更かし朝寝坊生活をしていると、朝の太陽を浴びそこねてしまい、日本に居ながらにして、あっという間に時差ぼけ状態になってしまいます。

睡眠の長さも質も低下してしまうので、夜更かしをした翌日の早起きほどツライものはありません。

「昨晩はなんで夜更かししてしまったんだっけ？」と、だいたい翌朝には覚えていない事のほうが多いのではないでしょうか。後悔先に立たずです。

何度も言いますが、ぐっすり眠ってスッキリ目覚める毎日を願うのであれば、夜の照明はほの暗くしてリラックスムードですごすことをおすすめします。

そして、一日のスイッチをオフする時間には、パソコンもテレビ、携帯電話もできればオフ（もしくは、機内モード）にしてみてください。

一般的に、深夜にかかってくる電話というのは、酔っ払った友達が電話してくるか、翌朝でも間に合う用事ばかりです。

携帯電話もパソコンも無い時代は、夜は静かに過ごしていたのです。それでちゃんと社会は回っていましたし、コミュニケーションもとれていたのです。ほんの数年前の話です。

大切な夜時間はゆるゆる穏やかに過ごしましょう。目覚まし時計の設定をしておけば、携帯電源をＯＦＦにしても、翌日ちゃんと起動してくれます。留守電サービスに登録しておけば、深夜の電話は翌朝に聞くことができます。

安心して全ての情報端末の電源をオフにして、ぐっすり眠りましょう。

5 眠る環境を整えよう

あなたは、専用の寝室をもっていますか？　もちろんワンルームタイプの家や、寝室専用の部屋を持つことができない方もいらっしゃると思います。

本来であれば、寝る場所専用の部屋を用意できれば気持ちも切り替えやすいのですが、そうは言っていられない日本の住宅事情があります。

そういう場合は、ついつい眠る前までテレビをつけっぱなしにしてしまったり、明るいまま寝てしまったり、日常使う物や仕事道具が目に入りやすい場所に置かれているため、思い出しては仕事をはじめてしまったり、熱心に何かに没頭してしまったり、部屋の片付けを始めてしまって、気がつけば深夜や明け方になっていた……なんていうことはありませんか。

ゆるゆるリラックスしようと思っても、リラックスできないまま眠ることもあるかもしれません。

気になりだすと止まらないというタイプの方は、ちょっと大きめの布を用意して、眠る前に部屋のものたちにカバーしてみてください。布の色は、ベージュや淡いブルーなど、リラックスできる色をチョイス。

すると、専用の寝室がなくても、簡単に寝室の〝眠る状態〟をつくりやすくなります。

心を奪ういろいろなアイテム自体に目隠しをしている状態なので、「今日の私はもう閉店！」という気持ちにもなりやすく、カバーをかけること自体が「入眠儀式」にもなり、眠りに入りやすくもなります。

寝室専用のお部屋がない方はぜひお試しください。

6 寝酒もタバコも不眠のモト！

寝る前のリラックスのために、お酒を飲む方は多いようです。

しかし、飲酒は快眠生活に悪影響を及ぼすことも知っておきましょう。

眠たくなるほどのアルコールの量は、かなりの飲酒量です。講演に来てくださる方でも「毎日、ナイトキャップとして、眠るために飲んでいます」という方が思いのほか多くて驚いています。

夜の飲酒習慣は不眠への最短コースです。

飲酒は、入眠を促しますので、寝入りはよくなります。

しかし、睡眠の質は悪化。眠っても「ぐっすり眠った〜」という熟睡感を得にくくなってしまいます。

また、眠りが浅くなるため、夜中に目覚めやすくなります。合わせて、お酒の利尿作用によって、夜間にトイレに行きたくなってしまうため、起き上がる必要が出てきます。再度眠ろうと思っても、なかなか寝入りにくく、つらく長い夜になりがちです。

アルコールは体内で代謝される過程の中で、毒性のあるアセトアルデヒドを生成します。頭が痛くなったり、吐き気を催すのはこのせいです。これも、睡眠を阻害します。特に、お酒の弱い方は注意が必要です。

連日、眠くなるまで飲んでいると、アルコール耐性はどんどん上がっていきます。「眠りたいから……」と、飲酒し続けていると、飲酒量もどんどん増えていきます。

このような、悪循環の飲酒生活を繰り返していると、あっという間に不眠症&アルコール依存症という困ったダブルの体質を抱えることになります。

毎日飲んでいるわけではないけれど、ダラダラ夜遅くまで飲むことが多いです、という方も、一度その生活を見直してみてください。

ストレスを発散して、気分の爽快感を促す飲酒は楽しいものです。しかし、2軒、3軒とはしご酒しているうちに、どんどん、帰りにくくなってしまいます。さて、終電を逃すほど大量に飲酒し泥酔状態で、一緒に飲んでいた人達は、あなたがいたことを覚えているでしょうか。ほとんど印象に残っていないものです。数日後には、そんな記憶は消えてしまいます。

逆に、翌日、午後になってバツが悪そうに出勤することを繰り返している方が、よっぽど心象も悪く、印象に残りがちです。また、そんな日の仕事は、睡眠不足と二日酔いではかどらず、うっかりミスも連発しがちです。

飲酒はほどほどに。できれば、眠る2~3時間くらいまでには切り上げてください。

飲酒とセットでタバコを吸う方も多いですよね。また、夜寝る前のリラックス習慣としてタバコを一服される方も少なくありません。

タバコにはリラックス効果があることは認められていますが、同時に、覚醒効果（お目覚め効果）もあるのです。眠る前のリラックスにはおすすめできない習慣です。アロマやストレッチなど、他のリラックス方法で快適に過ごしましょう。

7 自分なりの入眠儀式を作ってみよう

好きな音楽を聞いたり、アロマをたいたり、温かいハーブティーを飲んだり、ストレッチやヨガをしたり、深呼吸したり。

寝付きを良くするために、毎日寝る前に行う自分なりのリラックス習慣を「入眠儀式」と言い、実際に眠りに付くまでの時間を短縮する作用が知られています。

ストレスを抱えている状態でも、入眠儀式をすることにより、気持ちが切り替えやすくなるという効果もあるそうですよ！

忙しくてあれこれやるのが逆にストレスになったり、旅先ではいろいろ制限もありますが、息をゆっくり長く吸って吐いて……と深呼吸するのは、どこでもできるのでおすすめです。

息を深くゆっくりと吐くことで筋肉がゆるみます。こわばっていたカラダも緊張がとけて、ココロもリラックス状態に入りやすくなります。

ちなみに、タバコ、アルコール、カフェイン飲料を入眠儀式にするのは、前述したとおりおすすめできません。

また、「入眠儀式しなきゃ！」と意気込み、自分に眠るプレッシャーを与えると余計眠気が飛んでしまうことも。

「〇〇がないから入眠儀式ができない！」と、変わった道具がないとできないものもおすすめできません。

いずれにせよ、あまりこだわりを持ちすぎないことも入眠儀式のポイントです。無理なく自然に、ご自身の生活に溶け込むリラックス習慣を入眠儀式にして楽しんでみてください。

4 章

不安やストレス、環境の変化で眠れないあなたのためのQ＆A

それまでぐっすり熟睡できていたのに、
「心配事や悩み、トラブルなどで心穏やかでいられない」
という時、
「環境に変化があった」という時、
突然、眠れなくなってしまったということは
誰にでも起こり得ることです。

＊

この章では、ストレスや環境変化と眠りの関係や、
睡眠についてのよくある質問、
睡眠を改善するためのアドバイスをお届けします。

Q.1

不安や悩み、環境の変化があって、突然眠れなくなってしまいました……

A. 3週間以内の短期的な不眠であれば大きな問題はありません

人生、楽しく、笑っていられることばかりだと良いですね！　しかし、生きていれば、どうしても、心配事や悩み不安やトラブルはつきないもの。いつになく、大きな心理的なストレスにさらされた時には、「突然眠れなくなってしまった……」と、眠れぬツラさを経験する方も少なくありません。

また、「枕が変わると眠れない」「旅先では眠りにくい」という方の話もよく聞きますが、環境の変化によって眠れなくなることもあります。

さて、「眠れない」と一言で言いますが、不眠には大きく分けて4つのタイプがあります。今、「眠れないな」と感じている場合、以下のいずれかに当てはまるケースが多いのではないでしょうか。

1.寝付きが悪い（入眠困難）
2.睡眠中にしばしば目が覚める（中途覚醒）
3.まだ眠いのに、朝早くから目が覚めてしまい再び眠ることが出来ない（早朝覚醒）
4.十分な時間眠ったはずなのにぐっすり眠った気がしない（熟眠困難）

数日間の一過性の不眠や、3週間以内の短期的な不眠の場合は、誰にでもある一時的な不眠ですので、気にし過ぎることなく、リラックスして過ごしてみてください。

ちなみに、ストレスをためこみやすい人にはこんな特徴があると言われています。

□忙しい生活をしている
□毎日の生活が時間に追われている
□熱中しやすいタイプ
□熱中すると、他への切り替えがうまくできない

□やる以上は徹底的にやらないと気が済まない
□自分の仕事や、やっている事に強く自信を持っている

日中、強いストレスを感じて「リラックスが必要！」という時には、その場で目を閉じて深呼吸してみるだけでもリラクゼーションにつながります。肘掛けのある、柔らかいゆったりした椅子に座ってできるといいですね。

実は、目を閉じると、脳の感覚関連機能の3分の2を休息させられることができます。また、ゆったりとした椅子にカラダを預け、このようにひと休みすることができると、カラダも脳も休息モードに入りやすくなるのです。

しかし、休憩よりも睡眠の方が圧倒的に脳の疲労の回復効果は高いので、不安や悩み、ストレスを感じる時こそ、30ページでご紹介した「ぐっすり上質な眠りを得るための4つのポイント」を大切にして一日を過ごしてみてください。

睡眠は脳の疲労回復効果があるだけではありません。

不快な記憶をまろやかにしたり、消去してくれたりする働きもあるのです。おまけに、心理的なストレスをもたらす不安や脅威に対して、防御行動や対処行動を脳内で

シミュレーションをし、もし、次に同様のストレスにさらされた時には、無意識に適切な対処ができるように学習する働きもあるのです。

さて、「不眠の状態が3週間以上続いてしまっている……」という方もいるかもしれません。そういう場合は、一人で悩まずに、224ページを参考に睡眠医療認定委員会が認定している認定医のいる医療機関に足を運んでみてください。

Q.2

毎朝、カラダがダル〜い。なんとかなりませんか？

A. 睡眠不足ではないですか？　朝日浴も効果的です

突然ですが、「慣性の法則」って覚えていますか？　走っている車は急に止まれませんという、あの法則です。

睡眠にも慣性の法則が当てはまります。深い睡眠から急に目覚めスッキリ起きるのは難しいのです。これにちなんで、目覚めたあとに、脳が働きにくい状態が生じる現象を「睡眠慣性」が強いと言います。

誰にでも、目覚めた後のボーッとした感じはあります。しかし、睡眠の質も時間も十分な状態であれば、睡眠慣性は10分以内で消失して、スッキリとした状態で目覚めることが出来ます。

これが、不規則で睡眠不足な状態になると、脳を休息させるために、ノンレム睡眠が優先的に出現し、通常なら明け方に増えるレム睡眠が減少。朝に深い眠りの中にいることも。すると、睡眠慣性が強く残り、強い眠気でボーッとした状態が数分間残ることがあります。起きたばかりなのに「疲れた〜」ということになります。

また、睡眠不足が続くなどして、レム睡眠が不足してしまっている場合は、朝方に、レム睡眠が特に強く現れることもあり、不快な夢を見やすいという報告があります。

毎朝、カラダがダルくて何とかしたい場合は、睡眠時間や睡眠前のリラックスタイム、規則的な起床&睡眠スケジュールを見直してみましょう。

睡眠慣性が強くて、眠気でボーッとした状態が続く場合にも、朝日浴が効果を発揮します。睡眠慣性は強い光によって減少するのです。

また、睡眠慣性は直前の睡眠状態によっても左右されますので、遮光カーテンで光をしっかりとさえぎるよりは、少しだけでも光が寝室に入るように調整してみましょう。そうすると、レム睡眠も出にくく、浅いノンレム睡眠から目覚めの方向に向かうので、目覚めやすくなります。

また、メラトニンの分泌も朝日によって抑制され、そういう意味でも眠気が軽減されます。

もし、十分に睡眠が取れていないにもかかわらず、

・なぜか、朝早く目覚めてしまう
・せっかく、早く目覚めても、カラダはダルく、やる気もでない
・何をするのもツライ

それなのに、夕方から夜中になると状態がよくなるという場合は、心が風邪を引いている状態……初期のうつ症状が出ている場合もあります。

思い当たることがある場合は、一人で抱え込まずに、一度心療内科などに足を運んでみてください。

Q.3

眠れない夜はどのように過ごすといいですか？

A. ベッドから一度出て、眠気がくるまでリラックスして過ごしましょう

どうしても眠れず困った経験、誰にでも一度はあるのではないでしょうか。

例えば、心がおしゃべりな夜や、雑念がモヤモヤする夜。ベッドの中で「寝たい、寝たい」と願えば願うほど、焦った心が刺激になり、眠気が遠のいてしまうものです。眠くないのにベッドの中で過ごす時間が長くなると、余計眠りづらくなってしまうのです。

こういう時には、ムリに眠ろうとせず、ベッドから一度出て、ほの暗い環境の中、ストレッチをしたり、退屈な本を読んだりして、眠気がくるのを待ってから、あらためてベッドに入りましょう。

どうしても、心のおしゃべりが止まらなくて困ってしまう夜には、心が何を言って

いるのか、紙に書き出してみるのもおすすめです。頭の中だけで、あれやこれや考えていると、小さな問題が必要以上に大きく感じられて、重く感じられてしまうことも。思いつく順に紙に書き出したり、マインドマップにして、問題をすっきり見やすくしてあげることで、あれこれ考えていたことが可視化されます。心の中から紙という見えやすい形に吐き出してあげることで、『想いのサイズ感』も見えて、スッキリ整理されて不安やモヤモヤ、もしくは、怒りも「意外と、たいしたことない話だったな。明日、あらためて考えよう」と感じやすくなるでしょう。

さて、話は変わりますが、こんな夜を経験したこともあるのではないでしょうか。大切な日の前夜。しっかり長く寝て翌日に備えようと、早くベッドに潜り込んだのに、全然眠れず、不安でいっぱい……。逆に眠れなくなってしまった。

前述したとおり、私達のカラダはいつも眠る時間の2〜4時間前は最も眠りにくい時間ということが知られています。また、体内時計的にも19：00〜21：00は専門用語で睡眠禁止帯と呼ばれ、覚醒度が高く、眠りにくい人が多い時間帯です。

ですから、大切な夜こそ、早く寝るのではなく、いつもと同じくらいの時間に、いつもと同じように、気張らず自然に寝ることが良いのです。

睡眠に問題がなく、一般的な方であれば、眠気のリズムは22時頃から訪れはじめます。大切な日、眠りたい日には、いつもと同様に、照明を落とし、バスタイムやリラックスタイムを上手にとって、眠気を上手に誘いましょう。

さて、私達は数日間「眠れない」という経験をしてしまうと、ベッドは眠る場所ではなく、眠れない場所という感覚を持ってしまうことがあります。眠る時間になると、ドキドキしてきたり、イライラしたり。

こういう日々が続いてしまうと、あなたにとって、ベッドは眠れなくて苦しい場所として、スムーズに眠りに入りにくいという意識付けが習慣化されてしまう場合があります。

ようやく眠れても、ベッドの中で過ごす時間が長くなり、熟眠感が減ってしまい睡眠の満足度や質にも影響が出てしまいます。

こういう時にも、寝たいがために、ベッドの中に入りたくなる気持ちになりますが、逆に、眠気がくるまで、リラックスして過ごし、寝床に入るまでの時間を短くしてみてください。

そして、朝もちょっとだけ早起きをして、意識的に睡眠時間を短くしてみて。

すると、睡眠時間が短くなったために、翌日は睡眠圧が高まり、早くに眠気がきやすくなります。そして眠気の波をしっかりとらえて、いつもと同じくらいの時間に眠る。すると、睡眠圧の影響もあり、ぐっすり眠りやすくなります。

最近は、最新のテクノロジーを備えた寝具や枕がいっぱい出ているので「私の、寝具は大丈夫？　もっと、良いものがあるかもしれない」と不安になり、『最新の寝具を買っては不満足』を繰り返し、様々な寝具を放浪している方も多くいるようです。しかし、特に、ちゃんと眠れている感覚があり、日中も冴えた状態がキープできていれば、そんなに大きな問題はないと考えてください。

人類史上、こんなに寝具が充実している時代はありません。華麗なる時代を過ごした貴族や王族達も、一昔前まではベンチのような木枠に、麻袋に藁《わら》を敷いた敷寝具の上に寝ていたのです。

たった1匹でも、「ブゥーン」という羽音を枕元で聞くと身震いし、眠れぬ夜となってしまう蚊ですが、一般的な家庭の窓サッシに網戸が導入されたのはここ数十年のこと。それだけでなく、ノミ、シラミ、南京虫、ネズミもつい最近まで眠りを邪魔する小さな侵入者として大問題だったようです。

クレオパトラや、マリーアントワネットと比べても、寝室環境だけをとると、現代を生きる私達のほうが、ずっと、恵まれた状態で眠っているのです。

日本でも、今でこそ手軽な価格で手に入るようになった羽毛布団など柔らかくて軽い寝具はつい十数年前までは高嶺の花。一部の方だけが手に入れられる超高級品でした。

寝具が今ほど充実していない時代でも、5人に1人が不眠症で悩む今の時代よりは、ちゃんと眠っていたのです。

寝て起きた後に、あきらかに寝具の影響で肩や腰に痛みがあったり、寝具が合わずに途中で目覚めてしまうということがなければ、寝具や眠りにこだわりすぎずに、眠気を自然に誘うテクニックを上手に活用してリラックスして眠りましょう。

もし、かゆみ、痛みなどの身体的な不快感が眠りを邪魔しているとわかっているのに放置している、という方は、病院に足を運ぶなどして改善を試みてください。

Q.4 最近、寝ている途中で目覚めたり、夜間のトイレが多くなってきたのですがなぜでしょう？

A. 加齢や飲酒、カフェインの影響の可能性があります

年齢を重ねると、どうしても夜中に目覚めてしまいがちです。また、お酒を飲んだ夜や、カフェイン飲料を飲んだ夜には、その利尿作用から夜間にトイレに行きたくなってしまいます。

本来、私達が眠っている間は、抗利尿ホルモンが多く分泌されるため、夜の尿量を減らしてくれているのですが、加齢や飲酒、カフェインなどの影響で抗利尿ホルモンの分泌が抑制されて、夜間の尿量が増加しやすくなります。

また、熟睡していれば尿意は遠のきますが、同様の理由で眠りが浅くなってしまうと、少ない尿量で尿意をもよおしてしまうため、夜間にお手洗いに行きたくなってしまいます。

さて、こんな時に、パッチリ電気をつけてお手洗いに行ってしまうと、寝床に帰ってきても、再び眠りにつくことが難しくなる方もいらっしゃるでしょう。できれば、夜間のお手洗い時に備えて、足元を照らすフットライトを用意しておくとよいでしょう。赤外線などで自動で点灯・消灯するものもあり、プラグ式や電池式などのものが、安価なもので500円程度から出ています。

ご高齢の方の場合は、夜間のお手洗い覚醒で転倒しないように、足元を注意したり、手すりを使うなどして気をつけて下さい。ちょっとの転倒が大事になることもあります。

夜寝る前にコップ1杯のお水を飲むのは習慣にしていただきたいことですが、大きなカップでお水を大量にがぶ飲みするのはおすすめできません。

また、同じ水分だからと、お水ではなく、お茶にしてしまうと、利尿作用の影響で夜のお手洗いが近くなってしまいますので注意が必要です。

Q.5 昔はあんなにぐっすり眠れたのに、最近なんで眠れないのでしょう……。

A. 睡眠も加齢とともに老化し、ぐっすり熟眠感が得にくくなる傾向があります

実は、加齢とともに深い睡眠は少なくなり、また、睡眠時間もやや短くなる傾向があります。例えば、10～20代の頃は寝付きもよく、深い睡眠の持続時間も長く、中途覚醒もすくないため、ぐっすり眠った熟眠感を持ちやすい時期です。

若い頃の印象のまま、50代、60代を過ぎて「あの頃と同じように眠りたい」と思っても、長く深く眠ること自体が難しくなりがちです。深く眠るためには体力が必要です。体力の衰えと共に眠る力も弱まるということを知るだけで、「そうか、これは当たり前の老化現象だ」とムダな不安をかかえてストレスをためる必要もなくなるものです。

では、どれくらい年代によって睡眠の質が変わるのか、図を見てみましょう。図の

ように、深い睡眠の持続時間は若い頃と比べると不安定になりがちです。

各年代の正常な睡眠図（モデルパターン例）

20代　子どもや20代は就寝後すぐに熟眠でき、深い眠りも長く続きやすい。

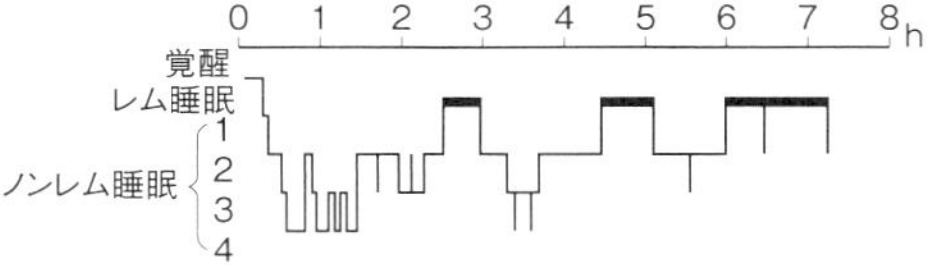

40代　30代、40代になると、熟眠している時間が寝入りばなに集中。
年齢を重ねると共に深いノンレム睡眠が段々減少していく。

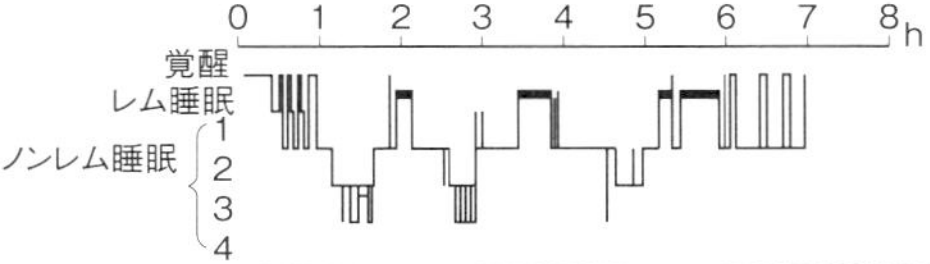

80代　深い眠りが減少し、ノンレム睡眠の3、4段階目がほとんど観られなくなり、中途覚醒が増える。

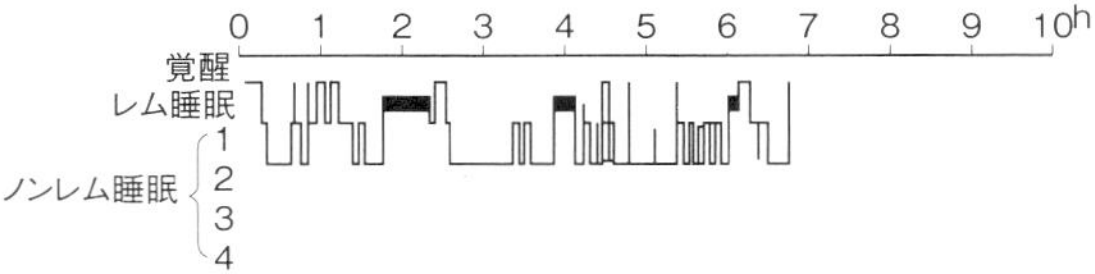

［内田直著『好きになる睡眠医学』講談社、2006を一部改変］

熟眠感が得にくくなり、睡眠時間は足りているはずなのに、ぐっすり眠った感じがしないというのはこういうことなのです。80代ともなると、深い睡眠はわずかとなる方が増え、睡眠中にしばしば目覚めては、しばらく眠れないという状態が起こります。

睡眠には、個人差も年齢差もあります。

「私は8時間寝るとスッキリするから、あなたもそうしてみれば？」と友人から言われたり、「オレは睡眠時間4時間で毎日大丈夫。オマエもやってみろよ」と家族から言われても、その人の睡眠時間があなたにも当てはまると考えるほうが不自然です。

若い頃の『ぐっすり熟睡』した時のイメージで、睡眠時間や熟眠感にこだわりを持ちすぎると、「眠れなかった」「睡眠が不足している……」と、気分が落ち込んでしまう原因にもなります。もし、毎日、だいたい同じくらいの時間に眠気が来て、目覚める時間もだいたい一定で、生活に困るほど早く目覚めたり、寝坊しすぎるような状態でなく、また、日中に強い眠気に襲われることなく冴えた状態で活動できるのであれば、睡眠について深く悩む必要はないと考えて問題ないでしょう。

今の年齢の自分に最適な睡眠時間を見つけられるといいですね。

Q.6

睡眠不足は肥満になると聞いたのですがホントですか？

A. ホントです！

眠らないと、起きて動いている時間が長いためダイエットになりそうな気がしてしまいますね。しかし、睡眠不足は肥満のモトです。

コロンビア大学による発表（※）では、睡眠時間が4時間以下の人の場合、7～9時間の人に比べて73%、5時間以下の睡眠で50%、6時間以下で23%も太りやすいという結果が出ています。

睡眠不足になると知らず知らずに食欲が湧いてきてしまいます。そのメカニズムはこの通り。

●食欲を抑え、代謝を促進するホルモンの「レプチン」が減少

⇩食べたいという衝動が強くなる、代謝が悪くなる

●食欲を高めるホルモンの「グレリン」が増加
⇩食欲が増進される

また、睡眠不足の時は、「カラダが重くてダルイから、できるだけ動きたくない」と省電力モードになりがちです。すると、消費エネルギー量も低下します。

このように、睡眠不足に陥るとトリプル効果で体重は増加。太りやすくなってしまうのです。

食事、運動だけのダイエットに頼るのではなく、質のよい眠りでキレイなカラダを目指しましょう！

※コロンビア大学による2000年の疫学調査：32～59歳の男女8000名以上を対象としたフォローアップ研究より

Q.7

風邪をひくと、なぜ眠りなさいと言われるの？

A. 回復を促し免疫機能を高める体内の機能が活性化するためです

風邪をひくと、「温かくして、よく眠りなさい」と言われます。また、実際風邪をひくと、なんとなくボーッと眠たくなってきます。

風邪をひいて、病原体の細菌やウイルスが侵入し、体内で増殖してくると、カラダは敵と戦う戦闘モードに入ります。すると、免疫活性細胞が働き、サイトカインという成分を産生します。

サイトカインが視床下部に運ばれると、発熱物質と、睡眠物質を作り出します。

このようにして、風邪をひくと発熱し、眠くなるのです。

また、このとき産生されるプロスタグランジンＤ２という睡眠物質は、深い眠りのノンレム睡眠を促し、レム睡眠を抑えます。

いつもより長く深い睡眠をとるよう促し、回復を促す成長ホルモンや免疫機能を高め、回復をサポートしてくれます。

また、発熱することでウイルスの繁殖をおさえ、白血球の働きを活発化し、病原体を捕食するように取り込む作用が活発化するようになります。

「とりあえず、薬を飲んだから大丈夫」とカラダを酷使し、風邪を悪化させたり、長引かせるよりも、しっかりと栄養をとって、ぐっすり眠ることで、短期間に回復力を高めるほうが得策です。

Q.8

お肌のゴールデンタイムは10時〜2時って本当？

A. 10時ピッタリに眠らないとお肌のゴールデンタイムを逃すわけではありません

女性誌を読んでいると、「お肌のゴールデンタイムは午後10時〜午前2時。だから、この時間は寝ましょう」というフレーズをよく見かけますね。

睡眠中に分泌され、お肌の再生や修復を担い、弾力のある肌を保ちシワを減らし、疲労回復させ、脂肪燃焼を促す「成長ホルモン（通称若返りホルモン）」の働きに注目してのものです。

ここで、多くの女性から「10時には眠くならないんだけど、それでも10時に眠らなきゃだめですか？」という質問を受けます。

実は、必ず10時から眠っていなければ、成長ホルモンが分泌されないかというと、そうではありません。

基本的に成長ホルモンは日中にも分泌されていますし、睡眠不足でも、寝入りの状態が悪くても分泌されます。しかし、成長ホルモンが一日のうちで一番分泌されるのは、入眠直後の第1周期目に訪れる〝深い眠り〟を合図にして一気に多量の分泌が行われるようになっています。

質のよい睡眠で、夜の熟睡状態をしっかり作ることが、成長ホルモンのアンチエイジング効果を享受する秘訣です。

ちなみに、徹夜をすると夜間の成長ホルモンは、昼間と同程度の量しか分泌されません。また、深く熟睡できないような質の悪い睡眠のとり方をしていると、ダラダラとした分泌になってしまいます。

男女ともに、見た目年齢の老《ふ》けこみはできれば避けたいところ。エイジレスビューティーを意識する年齢になれば、なおさら質のよい睡眠を毎晩とるように意識したいものです。

夜の短時間の間に、多量に分泌される成長ホルモンシャワーをしっかり浴びて、年齢を重ねてもお肌に自信が持てる自分でいたいですね。

Q.9 日中ダラダラ過ごすと、不調になりやすかったり、ぐっすり眠りにくい気がするのはナゼ？

A. 自律神経のメリハリが付きにくくバランスを崩し、疲れもとれず、眠りにも影響が出やすくなります。

暑い時には体温を下げるために汗をかきます。心臓や胃腸などの内臓は意識することなく動いてくれています。呼吸も止まることなく吸って吐いてを繰り返しています。このように、私達が意識しなくても自動的に動き、私達のカラダを適切な状態に保つシステムを自律神経系が担《にな》ってくれています。

自律神経系は脳の視床下部を最高司令部とし、全身に張り巡らされた自律神経を調整しています。自律神経は、1．交感神経　2．副交感神経の2種類に分けられており、それぞれに拮抗《きっこう》しながら、起きていても、眠っていても、意識せずとも毎日働いてくれています。

交感神経が優勢になると、私達は活動的にやる気をみなぎらせ、精力的に動くことができます。副交感神経が優勢になると、心身はリラックスして落ち着いた状態になります。互いが拮抗しバランスをとりながら働く交感神経と副交感神経。常に、どちらかが優位な状態を保っているので、片方が止まってしまうということはありません。

この、自律神経の切り替えにメリハリがあり、うまく行っていると心身は快調です。自律神経の切り替えがうまく行かず、バランスを崩すと、だるさ、めまい、倦怠感、食欲不振、冷感やほてりなどなど……よく言う「自律神経失調」気味になり、体調不良に陥りがちになってしまいます。

日中は快活に、しっかりと活動し交感神経を優位に働かせる。すると、眠る頃には交感神経が休息し、副交感神経がしっかりと優位に働きやすくなります。そして、質の高い睡眠を十分にとることで緊張していたカラダも弛緩《しかん》し、深いリラックス状態に入ることが出来ます。

日中をダラダラすごしていると、自律神経のメリハリが付きにくくなってしまいます。同様に、睡眠が十分でないとやはり自律神経に影響が出やすくなります。

副交感神経をしっかりと優位に働かせてぐっすり眠った夜の翌朝には交感神経にドライブをかけることができるので心身も快調。やる気スイッチも入るというわけです。

Q.10

海外旅行での時差ぼけ対策はありますか？

A. 時差ぼけの対処法はあります

5時間以上の時差のある地域へ飛行機などで移動した際に、悩まされるのが時差ぼけです。

せっかくの旅行だからと、張り切りたいのに、日中は眠く、夜は目がランランとしてしまう……。おまけに胃腸の調子が悪くなりがちに。困ってしまいますよね。時差ぼけを完全になくす方法はないのですが、対処法はあります。

1日、2日の短期間の旅行の場合は、夕方到着の便を選択し、現地の夜に上手に仮眠をとるなどして、日中の覚醒度をアップしつつも、日本時間を意識しながらすごしましょう。帰国後も比較的ラクです。

1週間前後、それ以上の滞在となる場合は、時差症状をはやく解消して、現地の時間にはやく適応できるようにしたいもの。これからご紹介する対処法を参考に、時差ぼけをできるだけ早く解消できるようにしてみましょう。

★渡航前

（1）旅行前から、現地の時間帯の生活リズムに1～2時間ほど近づけた生活をする。

（2）旅行前は準備などで夜遅くまでバタバタしがちだが、数日前から準備をはじめ、十分な睡眠をとるようにする。

★飛行機の中

（3）飛行機の中では、早々に現地の時間を意識して行動する。

（4）アルコール、及びお茶、コーヒー、チョコレートなどのカフェイン摂取を控え、ノンアルコール・ノンカフェインのものをオーダーする。

★渡航先

（5）時計を、現地の時間に合わせて日本の時間を気にしない。

〈朝〉

（6）しっかり朝日浴で目覚め、散歩をするなどしてしっかり太陽の光を浴びる。

（7）軽くでも良いので朝食を摂る。コーヒー、緑茶、チョコレートなど、カフェインで覚醒度をアップする。
（8）起きがけに、熱めの高圧シャワーを浴びる。

〈日中〉

（9）日中眠くても、ホテル内で過ごさず、できるだけ現地の刺激を受ける。人との交流や会話も積極的に楽しむ。
（10）極端な体内時計のズレが生じているため、無謀なスケジュールで動くことや、徹夜ではしゃぎすぎるような行動は控える。

〈夜〉

（11）現地の夜は、部屋を暗くしてリラックスして過ごす。寝酒はしない。深夜に激しく運動したり踊ったりすることは控える。運動をするなら、ゆったりとした動きのストレッチ程度にする。
（12）温かいシャワーやぬるめのお風呂に入る。
（13）夜ごはんは遅くなりすぎず、どか食いせず、カフェインは避ける。アルコールの飲み過ぎにも注意する。

（14）暗くして、ぐっすり眠る。

ヨーロッパ方面に渡航する場合、5時間の時差で2〜3日間。ハワイ・アメリカ方面に渡航する場合、同じく5時間の時差で3〜4日間は時差ボケを解消するのにかかります。

要は、だいたいどこに行くにも1週間もすれば、時差ボケはおさまるのです。しかし、一般的な旅行は、だいたい1週間程度で日本に帰国することが多いので、日本でもツライ状態が続きます。

その際にも、今回ご紹介させていただいた対処法で、日本での生活に徐々にカラダをならしてみてください。

仕事がたまっているからといって、夜遅くまで無理し過ぎると、強い時差症状の中体調を崩してしまいます。長期間の旅行後に体調不良で欠勤するようなことになっては大ヒンシュクです。

無理しすぎず、夜遅くの飲み会の席などは、帰国後1週間は控えめにし、上手にタイムマネジメントして体調を整え、時差ぼけ症状を乗り切りましょう。

Q.11

寝言、歯ぎしりが激しいようなのですが……

A. ストレスがたまっている可能性大です

寝言を言ったり、歯ぎしりをしていても、自分自身では気づかないことがほとんど。一緒に眠っている方から指摘されてはじめて、悩み始めることが多いかと思います。

どちらも、夜間、突発的に始まる刺激音のため同室で寝ている人を熟睡途中で目覚めさせてしまうことになり、不快な思いをさせてしまうことになりがちです。

とはいえ、本人は意識的に止めることが出来ないので、悩ましい問題です。

どちらも習慣化するほどの寝言、歯ぎしりには、強い精神的・心理的ストレスがその裏に隠されていることが多くあります。合わせて、強いストレスは本人の睡眠が悪化することもあり、さらなるストレス状態を招き、悪循環を起こします。

生きていれば、必ずくっついてくるストレス。街ですれ違う誰しもが、多少なりともストレスは持っているものです。ストレスの原因をどのように受け止めて、行動し、対処するか、いかにうまく生活の中に取り入れていくか。今日をより良く生きるためにも、ぐっすり眠るためにも大切な事ですね。

例えば、

「なぜか、自分だけに仕事が多く割り振られて、忙しいし、ストレスがたまる……」

という時、考え方を変えると

「自分は、仕事が速くなってきて、信頼もできてきたから、頼まれることが増えてきたのかも。今後は、これらの仕事を、どのようにうまくこなしたり、他の人に上手に分担できるか考えてみよう」

このように、ストレスの原因を悪い見方で捉《とら》えるか、前向きに捉えるかによっても、受け止め方が変わり、心の重さも軽減されやすくなります。

ちなみに、ストレス状態に陥りやすい人はこういうタイプと言われています。

・極端に精力的に活動する

・攻撃性が高い

・時間切迫感が強い
・きちょうめん
・緊張しやすい
・完璧主義
・イライラしやすい
・怒りっぽい

もし、いくつか、自分に当てはまるところがあって、「最近、ストレスがたまっているな……」とか「自分は、ストレスをためやすい気がする……」と、思う方は、ちょっとだけ、思考や視点を切り替えてみると、ストレスを上手に対処できるようになるかもしれません。

参考までに、これからご紹介する［7つの上手］でストレスをためにくい体質に徐々に改善してみましょう。

ポイント1 ［腹八分目上手］になる──完璧主義を捨てる
ポイント2 ［時間上手］になる──時間の詰め込みすぎに注意する

ポイント3［分担上手］になる――一人ですべてを抱え込まない
ポイント4［相談上手］になる―問題が大きくなる前に、問題が小さなうちから誰かに相談したり、悩みを打ち明けるようにする
ポイント5［ユルユル上手になる］―目標の立て方、時間の考え方を少しユルめに設定する習慣付けをする
ポイント6［視点の切り替え上手になる］―マイナス経験も、プラスに捉えられるよう、視点の切り替えができるようになる
ポイント7［評価上手になる］―自分も含めて、完璧人間は誰もいません。整理ベタでも、時間ベタでもOKと、自分にも、他人にも厳しくなりすぎず、少し甘めに評価する

その他に、朝型、夜型の話でも書きましたが、夜型さんより、朝型さんの方が、ストレスが少なく、メンタル面での健康度が高いことが調査により明らかにされています。できるだけ、朝型の体質に整えていけるといいですね。

また、慢性的な運動不足はストレスを増大させ、不眠の原因ともなりますので、時

間がなくて運動ができないと思う方は、家でも、天候も関係なくできる、ストレッチや伸びだけでも、起きた時や寝る前にやってみてください。

信頼し、安心できるパートナーがいる場合は、マッサージをしてもらえるだけでも、ココロが落ち着き癒されるものです。

置かれている状況は、皆さん様々だと思いますが、工夫しながら今あるストレスと上手に付き合いたいものです。

また、より良く眠ることで、心理的ストレスとなる、不必要で不快な記憶を消去、記憶強度や印象の減弱をしてくれます。

いろいろ悩んでいる時こそ、よく眠れるように日々の生活習慣を見直してみてください。

Q.12 朝、目覚まし時計をかけなくても目覚められる自分って超能力者ですか？

A. 意外と正確に起きられる人も多くいるようです

何を隠そう、高校生くらいまでは私も目覚まし時計なしで、前の晩に「目覚めたい！」と思ったほぼピッタリの時刻に目覚められるということが特技で「自分ってスゴイかも、超能力？」と思っていたのですが、意外とこのワザを使える方は多いようです。

あらかじめ決めた予定起床時間に数分の誤差で、目覚まし時計の手がかりなしに目覚められることを「自己覚醒」といいます。

自己覚醒は、明け方の方がより正確な状態で成功するというデータが出ています。

また、習慣化によっても成功率は高くなるようです。

朝の起床には、全身を活性化させる働きのある副腎皮質ホルモンとの関係が注目されています。一般的に目覚める予定の時間が習慣化されていると、副腎皮質ホルモンの分泌は目覚めの時間に向かって徐々に増え、目を覚ます時間には分泌がほぼピークを迎えるというデータが出ています。一方、目覚まし時計で起こされる場合は目覚めと共に急激に分泌が上昇するようになっているようです。

まだ、ほとんど解明されていない自己覚醒の脳内メカニズムですが、けたたましい目覚まし時計の音でビックリして目覚めるよりは、カラダが目覚めの準備をしてくれて爽やかな予定時刻に目覚めることができると良いですね。

自己覚醒のポイント

- 「この時間に目覚める」と決めて眠ること
- 明け方の、目覚めに無理のない時間を設定すること
- 起きる動機付けをはっきりすること
- 規則正しい睡眠習慣の中に組み込むこと

5 章

快眠のための
ココロとカラダにやさしい寝室環境づくり

心地良い眠りのためには、睡眠習慣と合わせて、
快適な寝室づくりも大切です。

＊

もし、あなたがちょっと睡眠に不満があるようであれば、
現在の寝室環境を少し見直してみませんか？

＊

ポイントは、春の環境に寝室コントロールすることです。

1 室温20〜23度、湿度50〜60%、春の環境に寝室をコントロール

春は、ぐっすり眠ったという感覚を持ちやすい季節です。

スッと眠りに入りやすく、暑さ、寒さで途中で目覚めることも少なく、安定した睡眠を得やすいため、いずれの季節も、春の環境を寝室で再現してあげると、快眠につながりやすくなります。

湿度は50〜60%、室温は暑くもなく、寒くもない20〜23度の状態をキープできると良いですね。

年齢を重ねると、若い時より温度変化を自覚する感受性が低下します。寝室に温度湿度計を置いておくと便利ですよ。温度湿度計があれば、温度が高くても、湿度を下げるとどれだけ体感温度が変わるかも一目瞭然でわかります。快適環境づくりの目安としても活用できます。

昔から、「頭寒足熱《ずかんそくねつ》」と言いますが、体温が下がることで最終的に日中にヒートアップした脳の温度が下がるので、脳を休息させてあげやすくなります。また、手足を

温めることは抹消の血管を拡張し、放熱を促す事にもなり、快眠につながります。

夏場は特に、頭を優しく冷やしてあげることを心がけて。

冬は手足の冷えで眠りにつきにくいということがありますので、足元を温めて保温してから眠ると快眠につながりやすくなります。

それでは、それぞれのアイテムや季節ごとのポイントの詳細について触れていきます。

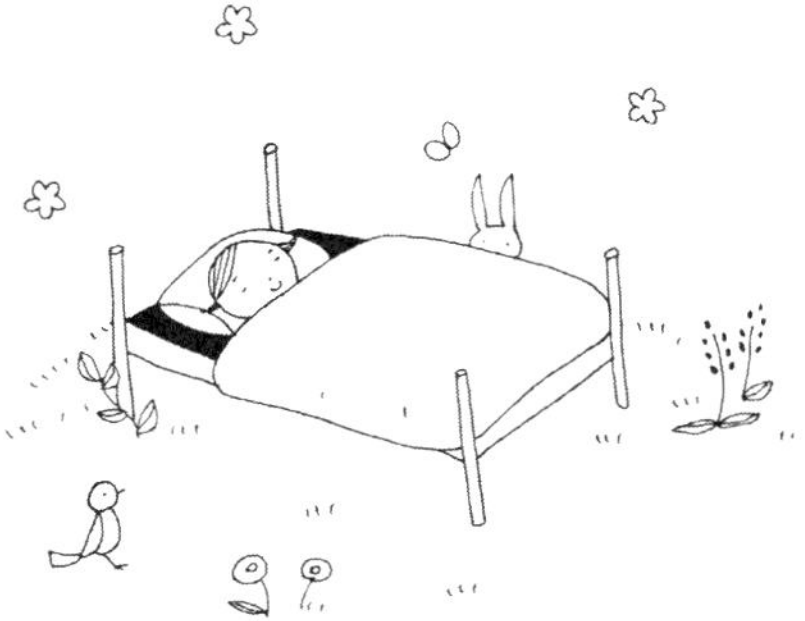

2 パジャマの選び方

寝ているときに、直接肌にふれるパジャマ。肌触りがよく、吸湿性・放湿性・保温性に優れたもので、日々の洗濯にも耐える軽い素材がおすすめです。

同じ素材でも、織りによって肌触りが違いますが、柔らかく織られた肌触《ざわ》りのよい綿素材が、これらの条件を満たしていますので、直接肌触りを確かめながら素材と感触で選びましょう。

「学生時代のジャージをそのまま寝間着にしています」という話も聞きますが、ポリエステルなどの合成繊維でできた素材は吸湿性や放湿性が悪く、パジャマとしてはあまりおすすめできません。寝る時専用のパジャマを用意できるといいですね。

また、ピッタリフィットしすぎていたり、腹部のゴムがきつすぎるパジャマや下着、ガードルやブラジャーを着用して寝ると、カラダが緊張し、皮膚感覚（体性感覚）を刺激して眠れなくなってしまうことがあります。眠りの質にも悪影響を及ぼしやすいので、ゆったりしたサイズのパジャマと、締め付けすぎない下着を寝間着としてセレクトしてみてください。

さて、締め付けるのがダメであれば、一番開放感のある状態……裸のままで寝よう！　と思う方もいるかも知れませんが、裸のまま寝ると、夏場には汗が肌にとどまり、蒸発もしにくいため寝苦しく、暑苦しく感じられます。また、冬は寒くて寝付きが悪くなってしまいます。

季節にあった、適切な素材と厚み、肌触りをもつもので、自分が普段着るサイズよりワンサイズ上のゆるゆるしたゆったり感のあるパジャマを選び、快眠につなげましょう。

部屋着とは
ちょっと ちがいます
good touch
cotton
not
tight
loose
fit

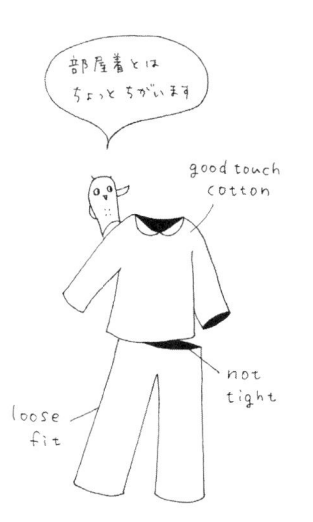

3 ベッド（マットレス）＆敷き布団の選び方

寝返りが安眠のためにも大切ということを33ページでお話ししました。ベッドや敷き布団などの敷寝具は寝返りがスムーズにできるようなものを選びたいもの。

ポイントは幅と長さ、体圧分散する柔らかさを備えながら、しっかりとカラダを支えるサポート力のある硬さと弾力を持っていることです。下記の3点が目安となりますので参考にしてみてください。

1. 身長からプラス30㎝の高さがあること
2. できれば両手を広げた広さの幅があり、少なくとも90㎝の幅のあるもの
3. 手で押して3㎝ほど沈む弾力性のある体圧分散性と、カラダを支えるサポート力のあるもの

最近、体圧分散にばかりに着目した、柔らかすぎるマットレスや敷寝具も出ていますが、ある程度の硬さがないと、ハンモックで寝ているようにお尻まわりが深く沈みこみすぎて、どの寝姿勢でも無理な姿勢でツラい状態に。沈みこみすぎで、必要な寝

返りもうちにくくなります。夏は蒸《む》れも生じ、暑さもこもって寝苦しくなりがちです。

逆に、せんべい布団や硬すぎるマットレスは肩の骨、お尻の骨といった、カラダの厚みや重さのある部分が沈んでくれないため、その部分に圧力が集中し、寝苦しい状態になります。

寝返りを打って横向きになっても、肩や腰骨にストレスがかかり、どんな寝姿勢でも、その状態を長く保てないため、不要な寝返りが睡眠前半から多くなります。目覚めると、肩こりや腰痛症状も出てきやすくなります。

敷き布団のおすすめ素材は、羊毛や綿です。吸湿性・放湿性も良く、もし布団がぺちゃんこになっても打ち直しによりふわふわ布団に再生することも可能です。最近では、ネットで申し込むことの出来る打ち直しの専門店もあります。敷き布団がぺちゃんこのままで眠っている方は一度検討してみてもいいかもしれません。ちなみに、東京都の粗大ゴミの第1位は布団だそうですよ！

人によって肉付きや重さは違うため、必要なクッションや厚みもそれぞれ。ベッドや布団はある程度高い買い物で、買い替えもしにくいアイテムです。もし、新規に買い替えを考えているようであれば、必ず寝心地や触り心地を確かめてください。

4 掛け布団の選び方

掛け布団を選ぶポイントは、軽くて圧迫感なく、吸湿性、放湿性が高く、柔らかさのある素材のものがおすすめです。

羽毛の掛け布団があれば最高ですね。

最近では、一年中使えるような二枚重ねの羽毛布団も出ていて、自分で季節ごとの調整ができるので便利です。

扱いやすく、安定性やフィット感を考えると、羽毛布団はダウン90％、フェザー10％がグッドバランス。

キルティング加工がされているものは、羽毛のかたよりを防ぐことができるのでおすすめです。生地《きじ》部分は綿や絹の肌触りのよいものを。

羽毛はどれだけ空気を含んでいるかが暖かさをキープできるポイントです。

羽毛布団の上から、さらに重い掛け布団をかけてしまうと、羽毛が潰れてしまいますので、上にかけたい場合には、軽めの毛布1枚をかける程度にしましょう。

寝苦しくなりがちな夏は、羽毛布団だと暑くなりすぎるので、ガーゼケットや、ワッフルケットなどの綿や麻を基調とした天然素材のものが、肌触りもさらっとしていて吸湿性・放湿性も高く、気持ち良く使えるでしょう。

ご高齢の方を中心に、「掛け布団は重くてズシッと重量感のあるものでないと、落ち着かない」という方がいます。

しかし、重い布団は体を圧迫します。心臓疾患のある方は症状を悪化させたり、高血圧の方にもおすすめできません。

食事や着るものやバッグなどを選ぶ際に、「軽い方がカラダが楽」という意識が芽生え始めたら、少し体力が落ちかけている証拠。掛け布団も軽い物に替えるタイミングです。

5 枕の選び方

いつも、何気なくカラダの一番上に乗っかっているので、あまり感じることもありませんが、私達の頭は思っている以上に重いのです。

重量としては約6〜8kg。腕で支えて持ち歩くのも大変な5kgの米袋より重い頭を、長時間にわたって首や背中の骨や筋肉で支えています。横になってはじめて、カラダは頭の重みから解放されます。この、重い頭を支えるための枕選びは重要です。

合わない枕をしていると、せっかく重みから解放された肩、背中、腰に負担をかけることに。

また、高すぎたり低すぎたりする枕は気道がふさがれ、呼吸に影響が出ることも。

一方では、枕はない方が調子が良いという方もいるようで、頭部や頸部の形状にもよるのかもしれませんが、いずれにせよ、起きたときに肩や首に違和感がない状態で気持よく目覚められるか、適度な柔らかさを持ちながらも、自然な寝返りを妨げない弾力性と、幅があるかどうか、仰向けだけでなく、横向きの姿勢でも楽であるかどうかを見てみてください。

形状としては、寝ている状態での首の骨（頸椎）の自然なS字カーブが保てる形と高さが良いとされています。最近は、首のS字カーブの深さを計測してくれる枕屋さんも増えてきました。立っている姿勢でのS字カーブだけではなく、寝ている姿勢でもカーブを測って調整してくれるかどうかがお店選びのポイントです。

素材の目安は、通気性、放湿性、弾力性に富み、衛生面でも取り扱いが良い物がおすすめです。

四季の環境変化が大きい日本。枕の機能として冬は首と肩の保温。夏は後頭部からの汗の吸収と同時に冷やす役割も必要とされます。冷却効果のある枕は夏の睡眠の質の改善も報告されています。

枕は様々な素材のものが出ていますが、どれも一長一短。季節やお使いの敷寝具との相性もあるのでお店で相談してみるとよいでしょう。

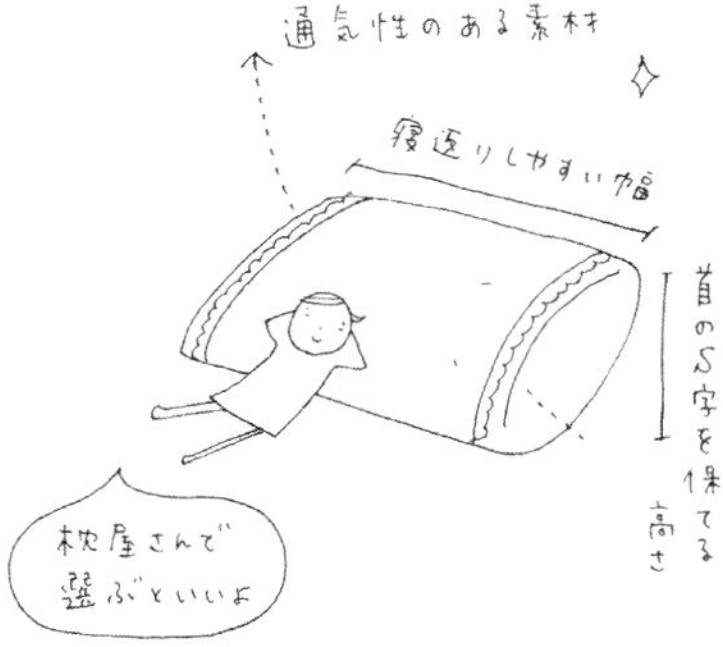

6 寝室空間のコーディネート方法

気持ちよく、リラックスできる空間づくりが寝室空間には重要です。

視覚的にダイレクトに入ってくる色使いには気をつけた方がよいでしょう。赤やショッキングピンクなど、刺激的な色や柄は、神経が高ぶり、眠りにくさにつながる可能性もあるからです。

できれば、空間全体が安心感を醸《かも》しだす色で寝室というプライベート空間をコーディネートできればいいですね。季節に関係なくおすすめのカラーは、ベージュ系です。日本の和室の色使いは安心感をさそうカラーリングにまとまっています。（床の間の濃い茶色、壁の薄茶色、障子の白と枠の薄茶色など）。和室を参考に、寝室のカラーを考えるとイメージが湧きやすくなりますね。

ベージュを基調にすると、若干寝室が地味な印象になりがちなので、こだわる方は、壁に絵をかけるなどしてアクセントをつけるのもよいでしょう。

夏には鎮静効果のあるブルーやグリーンなどの寒色系のカラーを使って、コーディネートに変化をもたせましょう。ベッドカバーや枕カバーなどは簡単に変化を出しやすいアイテムです。

照明は白熱灯色の照明を間接照明にし、できれば手元でコントロールできるリモコンのものを使えると、いちいち眠る前に立ち上がる必要がなくて、特に寒い冬はありがたいです。

寝室の位置を選べる方は、南西側は室温が上がりすぎてしまうので、風通しの良い北や東側に持ってくるとよいでしょう。

目覚めが悪い方は、枕元を窓側に持ってくるのも一つのアイデアです。眠い中、カラダを起こさなくてもカーテンを開けられるようにすることで、朝日の目覚まし効果をしっかり享受することができます。

7 暑さ対策　エアコン活用術

日本の夏。高温多湿な熱帯夜は誰でも眠りづらいもの。本来は、汗をかくことで体温は下がるはずなのですが、日本の夏は湿度が高いために汗の乾きが悪くなってしまいます。

すると、体温がなかなか下がらず、脳の温度も下がらないために、ぐっすり眠りにくくなってしまうのです。

このような状態では、特に寝入りばなの睡眠前半の質が悪化し、睡眠全体にも悪影響が出てしまいます。

まずは、睡眠前半の、深いノンレム睡眠をしっかり取れるような工夫が必要です。

エアコンや除湿機を上手に使って温度&湿度コントロールができるとよいですが、節電の必要性も高まっています。

どうしてもエアコンが必要な寝苦しい夜は、最も深い睡眠が現れる1周期目の眠り始めを中心に使うのがおすすめです。

設定温度の目安は、26度前後と言われていますが、エアコンのパワーやお部屋の大きさにもよるので、寒い、暑いと感じない春の心地良さを感じられる温度&湿度設定にしてみてください。冷気が直接当たらないように調整し、タイマーは4時間くらいを目安に設定を。もし、除湿機があるのであれば除湿も一緒に行うと、かなり快適に眠ることができます。湿度の目安は50~60%程度です。

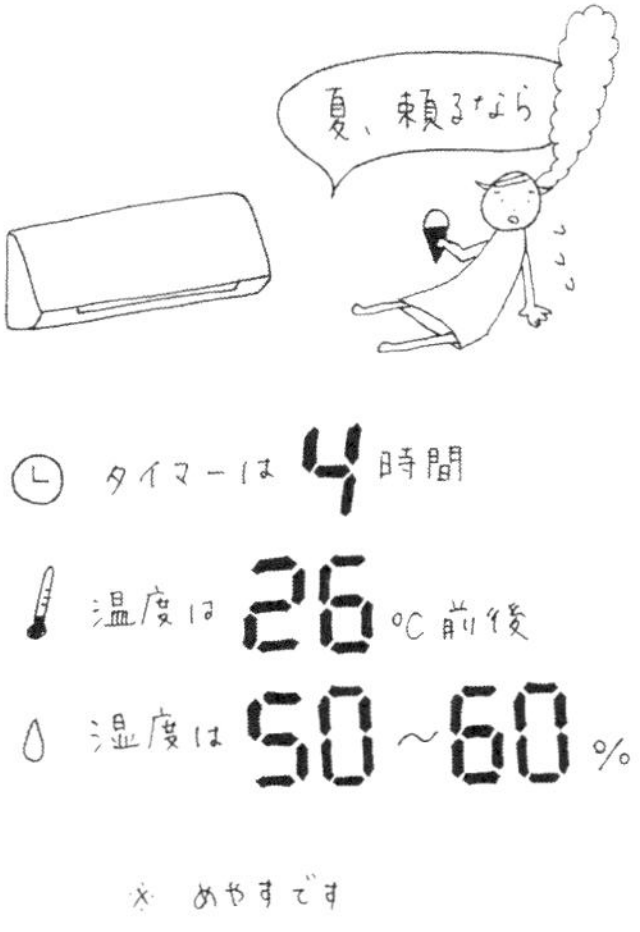

8 暑さ対策　夏も快適に眠るための工夫

エアコンを使わずに、できるだけ快適に睡眠をとる簡単な方法についてお伝えしましょう。

タオルでくるんだ水枕や、冷凍庫に入れたタオルを枕にして頭を冷やすだけでも、寝苦しさで夜中に起きてしまうのを軽減できます。また、足元に冷たいシートをひくのも寝付きに良いという報告があります。

寝具の素材にもこだわりたいもの。シャリッとした素材感のある麻（リネン）は、吸湿性・放湿性にすぐれ、夏に最適の素材です。シーツなどを夏用の麻素材の物に切り替えるのも一つのアイデアです。

夏に布団を干す場合は、カンカン照りの中で長時間干してしまうと、布団自体が熱を持ってしまい、寝苦しさの原因になってしまいます。午前10時～午後2時の短時間で取り込みましょう。

扇風機は手軽に涼をとることができますが、カラダに直接当てたままで寝てしまうと、睡眠中にかいた汗でカラダが冷えすぎてしまい、危険です。扇風機を使う場合は、直接カラダに風を当てず、室内の気流を作るように使いましょう。

その他に、日中の寝室自体を暖めすぎない工夫も試してみてください。

まず、朝夕の日が高くない時間に、住居の周りに打ち水をし、周辺の熱を気化熱で奪いましょう。水道水を使うのはチョットもったいないので、風呂の残り湯や、除湿機に溜まった水を使うとエコですし、節約にもなります。

日中、外出でお部屋を開ける場合は、遮光カーテンなどで熱を部屋に入れるのを防ぎましょう。同時に、防犯に気をつけながら、小窓を開けるなどし、住居内の気流を確保してみてください。

住居の周りに植物を植えるだけでも、暑さ対策になります。ゴーヤなどで緑のカーテンができれば最高ですね。

夏の衣服の細菌数は冬の100倍にもなるそうです。パジャマやシーツはコマメな洗濯を心がけてください。

9 寒さ対策　冬も快適に眠るための工夫

「春眠暁を覚えず」と言うため、春に最も長く眠っていそうなイメージがありますが、実は、寒い冬が四季の中で最も睡眠時間が長いことが知られています。

これは、温度ではなく、一日の日照時間が短くなるのが原因。

長く眠れば、ぐっすり眠れそうな気がしますが、熟睡感が得にくく寝起きも悪くなりがち。質の低下が顕著なのもこの季節の特徴です。

寒さの刺激によって、筋肉緊張が増加し、血流量は低下します。交感神経が優位になりがちで、眠っている間の深部体温も下がりにくいためです。

冬こそ、眠りやすい環境を十分に整えてあげる必要があります。

基本は、寝付く時に、最適な温度に設定し、朝までその温度を保ち、熱が逃げないように保温ということがポイントです。

室温は、冬は16度以上。乾燥に気をつけて、眠る前に寝室や布団の中を温めておきましょう。

掛け布団を多めに掛ける方もいますが、床からの底冷えもあるので、敷き布団を増やしたり、寝返りによる肩からの冷気侵入対策に、肩周りをおおうことで保温性を高めることも効果的ですので、試してみてください。

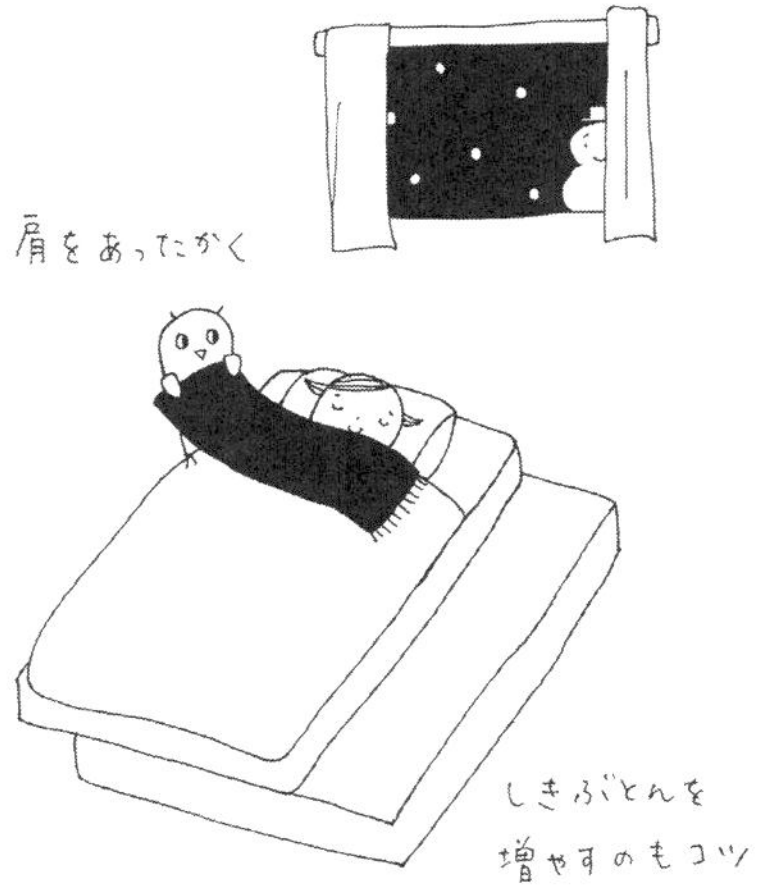
肩をあったかく
しきぶとんを
増やすのもコツ

10 寒さ対策　冬、手足の冷えで眠れないときの対処法

特に、冷え性の方や、カラダが冷えてしまっている日は、夜になっても目が冴えてしまってなかなか眠れず苦労します。

体温が急降下すると、眠くなるメカニズムについては前にお話ししました。手足が冷えてしまっていると、末梢の血管が拡張せず、体温を放熱することができないために、寝付きが悪くなってしまうのです。

ゆっくりぬるめのお風呂に入って、カラダを温められれば一番良いのですが、夜遅くに帰ってお風呂に入る時間がなかったり、お風呂に入るのが面倒だったり、お風呂に入る時間が早すぎて寝る頃には冷えきってしまっているという場合もあると思います。

だからといって、寝ている間中、暖房や、電気毛布をつけっぱなしにしていると、暑さで深部体温が下がらず、眠りが浅くなり、睡眠の途中で目覚めてしまいます。

電気毛布は、寝る前に布団の中を温めるために使うとうまくいきます。また、暖房

も布団や住居を暖め、蓄熱するのに役立ちます。節電のためには、昔ながらの湯たんぽや、お湯を入れたペットボトルで布団を温めるという方法もあります。

電気毛布や暖房などで寝室と布団の中を温めておき、寝る直前にスイッチオフ。こうすると、寝入りも良く、睡眠の途中に暑さで目が覚めてしまうこともなく、朝までぐっすり眠りやすくなります。

寝る1時間前に、ほの暗くムーディーなお部屋の中で手浴、足浴といった部分浴を15~20分ほどするのもおすすめです。

足浴であれば、どうしても帰宅後にやっておきたいことがある場合も、〝足浴しながら〟であれば比較的やりやすいですね。手浴、足浴で深部体温を一旦上げて、急降下したタイミングで眠りが促されます。

乾燥で喉が渇く場合には、室内に濡れタオルをいくつかかけておいたり、加湿器を使うなどしてケアを心がけてみてください。

11 寝室内の音と眠りの関係

私達の脳は、睡眠中でも危険を察知したら、睡眠を中断して目覚められる、高度な「見張り番システム」により自分自身を守るようにできています。

そのため、ちょっとした音でも、環境の変化を感じると目が覚めてしまいます。

換気扇などの弱い連続音ではほとんど目覚めることはありませんが、例えば、静かな状況でスイッチをパチッとつけたり消したりするような僅《わず》かな音でも、突発的な音には敏感に反応してしまいがちです。また、逆に、音が出続けている状態から、急に静かになるのも強い刺激になります。

夜中、生活音などが原因で、途中で目覚めてしまうと、熟眠感や目覚めのスッキリ度にも影響が出てきてしまい、翌日の作業に響くことも。特に、夫婦で帰宅時間や就寝時間が違う場合や、お子様がいらっしゃる場合、少しの生活音がご家族の睡眠を邪魔してしまい、日中の生活に影響してしまう可能性があることを認識し、お互いに気をつけるように話しあってみてください。

戸外の音対策が必要な方もいらっしゃいますね。その場合は、音の進入口の対策を施《ほどこ》してみてください。各窓に厚手のカーテンを少し長めにかけるだけでも、音の侵入を軽減できます。

さらに対策が必要な方は、遮音カーテンの導入も検討してみましょう。プラスして、サッシや雨戸を組み合わせると防音効果が高まります。

それでも、外部の騒音が気になる場合は、逆に波のせせらぎ音や、そよかぜの音など、ご自身がリラックスできるようなＣＤをタイマーで流すことで、騒音をマスキングできます。

さまざまな工夫で、寝室内を不快な音からブロックし、安眠環境を確保しましょう。

column 3

パートナーとの眠りについて

みなさん、パートナーやご家族とどのように寝ていますか？

英国での調査（※1）によると、夫や妻のいびきや寝相の悪さにより、毎晩約2時間もの睡眠時間が奪われていることが判明しました。

結婚生活を約50年続けた場合、約3万5770時間の睡眠が奪われる計算になり、延べ時間を計算すると4年間に相当するとのこと！

パートナーとは仲良く寝たい。けれど、睡眠不足になりやすい現代社会の中で、夫婦がどのように快適に睡眠をとるかは大問題です。

さて、ダブルベッドで一緒に眠っている場合、相手の寝返りの振動で途中で目覚めてしまったり、寝相が悪い場合は寝るスペースが少なくなって快適な寝姿勢で寝にくいものです。また、同じ掛け布団を共有している際は、相手が布団を巻き込んで寝てしまうと、布団を奪われて寒くて眠れないということも。

冷え性になりがちな女性の場合は、体温が高くて暑がりな男性と一緒の寝具ですと、掛け布団が薄すぎたり、クーラーの設定温度が低すぎてつらい夜になりがちです。逆に、男性も女性に合わせていると暑すぎて眠りにくいということもあるかもしれません。このような状態で、眠りが阻害されて困っている場合は、ベッドや布団を2台体制にすることを考えてみてください。自分にあった布団で、相手の寝相を気にすることなく健やかに眠ることができるようになるでしょう。

もし、パートナーが夜遅くに帰ってくる場合は、寝室に入ってきた時のスイッチ音や光、ベッドに入る振動で睡眠途中で目覚めてしまうことも。

また、パートナーのいびきや歯ぎしりでどうしても眠れなくて、毎日、日中眠くて困るというお悩みをお持ちの方もいらっしゃるかと思います。

中途覚醒や、音による寝不足が、睡眠の質や満足度を下げてしまうということを相手に伝えて、遅く帰ってくる場合は、できるだけ、静かに眠りを妨《さまた》げずに休んでもらうようにお願いしましょう。もし、それが難しい場合や、すぐには改善が難しいいびきや歯ぎしりで困っている場合は、別室での睡眠も一考の価値があります。

実際、就寝時の夫婦の寝方の調査（※2）によると、同室派は76・2%、別室派は23・8%だそう。

中でも、「同室で別の寝具（近い位置）」39・3%、「同室で同じ寝具」が33・5%、「同室で別の寝具（離れた位置）」は3・3%という答えでした。

意外と、別の寝具や別室で眠る夫婦は多いのです。お互いのライフスタイルや健康状態を考えながら、愛するパートナーが、しっかり眠り、日中も気持ちよく過ごせるようにきちんと考えたいですね。

※1：英国Lovetubによる結婚している男女3000人を対象にした調査。
※2：マーケティングリサーチを行うアイシェアによる「就寝時の夫婦の寝方についての調査」。20代から40代までの男女615名の回答が集計され、既婚者38・9%（239名）、未婚者が61・6%（376名）の方々が回答。

6章

快適な一日と快眠のための
タイムマネジメント術

快適な睡眠をとるための知識が
しっかりと頭に入ったところで、
実践しなければ意味がありません。

＊

毎日、快眠＆快適な生活を送るために、
いつも使っている手帳をサポーターとして使うワザを
ご紹介します。

1 手帳を使って、タイムマネジメント

いつも、なんとなく夜更かししてしまい、寝る時間や起きる時間がバラバラになりがちな方。

本当は、早寝早起きしてスッキリとした生活をしたいのに、うまくきっかけがつかめない……という方は、一度、現状の時間の使い方を左図のフォーマットを使って書き出してみてください。

すると、「睡眠時間、自分時間、仕事時間、家族時間」、それぞれ平日と休日にどれくらい時間を取ることができているか把握できます。

「自分は、こういう時間の使い方をしているんだ」と把握すると、反省点もいろいろ出てくると思います。

5:00		平日 現在
6:00		
7:00		
8:00		
9:00		
10:00		
11:00		
12:00		
13:00		
14:00		
15:00		
16:00		
17:00		・睡眠時間　時間　分
18:00		
19:00		・自分時間　時間　分
20:00		
21:00		・家族時間　時間　分
22:00		
23:00		・仕事時間　時間　分
24:00		
25:00		

＊上記のフォーマットをコピーするなどして、平日・休日それぞれの現在と理想の時間の使い方を書き出し、手帳やノートに貼り、ペースメーカーとして活用してみてください。

1週間の過ごし方を客観的に見てご自身の生活はどうですか？　「なかなか良い生活習慣だわ」という方から、「自分時間の改革が必要かも？」という方までさまざまだと思います。

それでは、次に同じフォーマットを使って平日、休日の理想的な過ごし方を書き出してみましょう。

これまで本書を読んできた眠りの知識も活かしつつ、どうしたら、持ち前の能力を存分に活かして過ごすことができるか、今のライフスタイルやお仕事の状態なども考慮しながら書いてみてください。

小学校時代から長い間、私達は学校から時間割を渡されて毎日、「国語、算数、理科、社会……」と、勉強してきました。

時間割は、いつも学校の黒板の横や、下敷きの中、自室の机の前など、目につくところに貼ってあるため、次に自分が何を用意すべきか考えなくても、そのように行動しやすくなっていたと思います。

一度社会に出ると、自分の時間割を作っておかないと、生活は思わぬ方向にどんどん流され、「本当は、こんなふうに生活したいわけではないのに……」と、思いながらも、生活がグチャグチャになりがちです。

学校を卒業した後こそ、時間割を作ることがとても大切だと考えています。

1日は24時間という限られた中で進行していきます。にもかかわらず、私達の周りは不必要な情報に溢《あふ》れ、気がつけば、時間ドロボウに大切な時間を奪われてしまいやすいのです。

頭の中だけで全ての時間を把握していると「今やってるテレビ番組が面白そうだから、眠りたいけれど、ついでだから観ちゃおう」と、ついつい、ダラダラと流されてしまい、気がつけば、したくもないのに夜更かしな日々を過ごすことになってしまいます。

一度、集中して「自分は、このように時間を使いたい」という指針を作ってみましょう。簡単なことなのですが、指針を作るだけで、客観的に生活を見直すきっかけになり、生活をメリハリをもって気持ちよくすごそう！　と意識しやすくなります。

また、作った時間割を、いつも持ち歩いている手帳のノートページに書き記しておいたり、お部屋に貼りつけておくと、快適な生活のためのペースメーカーとして活用しやすくなり、効果テキメンです！

「生活リズムが崩れてきた」と思えば、手帳を開いて見直すだけで、自分が本当はどうありたいのか見直すことができ、生活の軌道修正もしやすくなります。

ぜひ、自分だけのオリジナル時間割を作って活用してみてください。

2 クオリティー・オブ・スリープのための26ヶ条

最後に快眠のためのポイントをまとめました。

既にできていることには◯をして、頑張ればできそうというものに△を、できないものには×の印をつけてみてください。

そして、△の中から3つずつほど選んで、徐々に改善していきましょう。

★朝

□1　毎朝、だいたい決まった時刻に目覚めてベッドから出る

□2　朝起きたら朝日浴をして、太陽光をしっかり浴びる

□3　朝食は、同じくらいの時間に毎朝とる

★日中

□4　日中はできるだけ明るい場所で過ごす

□5　人と接しながら、活動的に過ごす

□6　趣味やおけいこ、運動なども楽しみ、活動的にユーモアをもって過ごす

□7　15～20分の昼寝をする

□8　1人で悩まない

★夕方～帰宅後

□9　夕方以降の帰宅後には仮眠しない

□10　夕食後以降のお茶やコーヒー等カフェインの摂取を控え、ナイトキャップにアルコールの摂取をしない

□11　就寝の2～3時間前までに食事を終わらせる

□12　夜9時以降のコンビニなど明るいところに外出しない

□13　寝る直前に夜食をとらない

□14　ぬるめのお風呂にゆっくりつかる

★寝る時

□15　寝る直前まで携帯電話やパソコンはしない。電源OFF
□16　ベッドでテレビを見たり読書をしない
□17　寝るときは部屋着からパジャマに着替える
□18　寝室は快適な空間に工夫する
□19　寝る1時間前には部屋の明かりを落とすようにする
□20　寝る前は、脳とカラダのリラックスに心がける
□21　就寝時刻が不規則にならないようにする
□22　午前0時までには就寝する
□23　ベッドの中で悩み事をしない
□24　眠くなってから寝床に入る
□25　休日も起床時刻が平日と2時間以上ずれないようにする
□26　睡眠時間が不規則にならないようにする

※広島国際大学心理学部臨床心理学科　田中秀樹研究室〝脳と心の睡眠は栄養〞生活リズム健康法を改変

column 4

子どもの眠り

「寝る子は育つ」と言われますが、最近、大人の生活の夜型化にともない、子どもの夜更かしが増え、子どもの睡眠不足や睡眠習慣が問題になっています。

赤ちゃんや子どもには、脳神経系の正常な形成や、脳の機能維持と障害予防のためにも睡眠は重要です。

骨の発育を促し、成長に大きな役割を果たす成長ホルモンも睡眠中に多量に分泌されます。

また、夜遅くまで明るい光の中にいると、眠りホルモンのメラトニンシャワーを浴びそこねてしまいます。

メラトニンには性の熟成を抑制する作用や抗酸化作用があり、1~5歳が人生のうちで分泌のピークを迎えるホルモンです。

その低下から性的早熟や、発がん性の危険性も危惧されています。

大人と同様、夜はほの暗い環境を作ってあげて、自然な眠気を誘うように工夫してみてあげてください。

親の夜型生活を子どもに押し付けることにより起こる「しつけ不足睡眠障害」。乳幼児期の就床時刻のしつけが不適切な場合に起きるこの障害は、望ましい時間帯に就床・起床が困難になり、健全な発育やその後の社会適応に関係するので、注意が必要です。

生活リズムや睡眠、起床、食事、排泄《はいせつ》などの生活習慣は、大人から子どもへ、その子どもから孫へと一生残してあげられる一つのプレゼントです。

忙しい日々の中の毎日のことなので、根気と忍耐が必要な事もありますが、すでにパパ・ママの方も、これから子どもが欲しいと思っている方も、ぜひ、幼少期からしっかりと生活リズム形成の大切さを認識して頂ければと思います。

★子どもたちにとって望ましい睡眠時間
（米国睡眠財団の会報に掲載されたものの抜粋）

・3～11ヶ月　14～15時間
・1～3歳　12～14時間
・3～5歳　11～13時間
・小学生　10～11時間

これって眠りの病気？　睡眠障害の目安リスト

これからあげる内容で気になる症状がある方は、医師の診察や検査、薬などによる治療が必要な場合があります。そのような場合は、全国各地にある睡眠医療認定委員会が認定している医師のいる医療機関に足を運んでみてください。所在地等の最新の情報は、日本睡眠学会のホームページ上に掲載されていますので、情報をご参照ください。（http://jssr.jp/data/list.html）

◆3週間以上続く持続性の不眠症

- 寝付きが悪い→入眠困難
- 睡眠中にしばしば目が醒めてしまう→中途覚醒
- 眠いのに朝早くに目覚めてしまい再び眠れない→早朝覚醒
- 十分な時間眠ったのに熟眠感がない→熟眠不全

◆睡眠呼吸障害

不眠とともに、特徴的ないびきを主症状とし、一晩を通して10秒以上の呼吸停止が高頻度に認められる。日中に過度の眠気をもよおす。

◆周期性四肢運動障害・むずむず脚症候群

睡眠中に両手両足が、周期的に何度もピクッピクッとしたり、入眠期に脚の深部でむずむず感、ひりひり感、じりじり感、虫が這うような感覚、などの違和感を覚えるような症状がある。

◆過眠

ナルコレプシー

・会議中や危険な作業の最中でも過度の眠気が出たり、睡眠が発作的に高頻度に見られる→睡眠発作

・笑ったり、怒ったり、興奮したり強い情動にともない突然カラダに力が入らなくなり脱力してしまう→情動性脱力発作

・寝入りばなに、金縛り状態で、口をきいたりカラダを動かすことが数分間できなくなる→睡眠麻痺
・寝入りばなの幻覚。側に人がいる、何か霊のようなものが身近に立っているというような実在感を伴う物も多い。

※一般の方でも不規則生活や徹夜明けの昼寝などで金縛りとして体験することもある。

特発性過眠症

・夜、どんなに眠っても、日中の耐え難い眠気に襲われる。一度眠り込むと長い間（1時間以上）目覚めることができなくなってしまう。目覚めると、自分がどこにいるのか、何をしているのかわからないなどの状況を経験する方も多い。

◆概日リズム睡眠障害

体内リズムが外界のリズムにうまく同調できないことによって生じる睡眠障害。時差ぼけ、交代勤務などによる交代制睡眠障害なども含まれる。主睡眠となる時間帯が一般的な睡眠時間帯からずれてしまい、一般的な社会生活がしにくくなるといったトラブルが起きやすい。

睡眠相後退症候群

夜は眠れずに、朝は起きられない。朝起きようと思っても、どうしても起きられない。体内リズムが遅れた状態で固定されている疾患。

睡眠相前進症候群

午後6時〜8時には眠くなり、午前1〜3時頃に目覚めるような、体内リズムが前進した状態で固定されている疾患。

不規則型睡眠・覚醒パターン

睡眠時間の総量は毎日ほぼ一定だが、睡魔に襲われる時間帯に規則性がなく、昼間に眠ってしまったり、眠る時間と目覚める時間や毎回の睡眠時間が一定しない睡眠障害。赤ちゃんのように、一日の中で、何度も短い睡眠をとるような症状の方も。

非24時間型睡眠・覚醒障害

昼夜の判別がつかないような視覚障害者の方や、ひきこもりや自閉症などによって昼夜の区別がつかない生活を送る人に起こりやすい疾患。体内時計が24時間の地球の自転と同調しにくくなり、自分の持つ体内時計のまま眠って目覚める生活を送る睡眠障害。

おわりに

一日の疲れを癒すためにも、一日を前向きにより良く過ごすためにも、能力を活かすためにも、ストレス軽減のためにもぐっすり眠ってスッキリ目覚められる生活がどれだけ大切なのかということをお伝えしてまいりました。

もし、「眠りを改善したいな」と思われている方は、今日からトライできそうなものからはじめてみてください。ご自身の眠りの良し悪しを気にせず快適に眠れる生活が理想的です。

しかし、今後も様々なライフステージを経る中で、「眠れない……」と悩む時もあるかもしれません。そんな時には、本書を再度読み返していただき、睡眠改善の一助としていただければ著者としてこんなに嬉しいことはありません。

末筆になりましたが、出版のお声がけを下さり共に内容を推敲してくださった小宮久美子さんをはじめとする大和書房の皆様、快く監修をお引き受け下さった日本睡眠改善協議会常務理事で睡眠研究の第一人者である白川修一郎先生や、アドバイスや資料のご提供を下さった東京医科歯科大学睡眠学講座 駒田陽子准教授、大阪大学名誉教授 中川八郎先生に深く感謝いたします。また、本書でご紹介させていただいた睡眠改善法やコツは白川修一郎先生をはじめとし、睡眠改善インストラクター育成講座で教鞭を執られている広島大学名誉教授 堀忠雄先生、広島大学大学院 林光緒教授、江戸川大学 福田一彦教授、東北福祉大学 水野康准教授、富山大学 神川康子教授、東京医科大学駒田陽子准教授、広島国際大学 田中秀樹教授に教えていただいた科学的研究成果に基づいています。諸先生方々にも大変お世話になりました。また、本書にかわいらしいイラストを入れてくださった梶谷牧子さま、素敵にデザインをしてくださった松好那名さま、図版をご制作くださった朝日メディアの皆様、全てのお世話になった方々に心より御礼を申し上げたいと思います。本書を手にとってくださった皆様に、ぐっすり眠る夜とスッキリ目覚める朝が今日も訪れますように。

2011年4月

内海裕子

参考文献リスト

本書の執筆にあたり参考にした文献の一部です。
本書内には学術論文などの内容も盛り込みましたが出典は割愛させていただきます。

＊眠りのメカニズムと心理について

『快適睡眠のすすめ』堀忠雄
『基礎講座 睡眠改善学』
堀忠雄・白川修一郎・監修　日本睡眠改善協議会・編集
『睡眠とメンタルヘルス』
上里一郎・監修　白川修一郎・編集
『おもしろ看護睡眠科学』白川修一郎
『最強の睡眠法』
白川修一郎　山本晴義　三輪恵美子
『ヒトはなぜ人生の3分の1も眠るのか？』
ウィリアム・C・デメント　藤井留美・訳
『睡眠の科学』櫻井武
『好きになる睡眠医学』内田直
『脳に効く「睡眠学」』宮崎総一郎
『ぐっすり眠れる3つの習慣』田中秀樹
『ヒトはなぜ、夢を見るのか』北浜邦夫
『図解雑学 睡眠のしくみ』
小林保、睡眠文化研究所　鳥居鎮夫・監修
『眠る秘訣』井上昌次郎
『ココロが見える心理学』齊藤勇・監修
『脳は眠らない　夢を生みだす脳のしくみ』
アンドレア・ロック　伊藤和子訳
『脳の栄養』中川八郎
『脳と心の睡眠は栄養』
広島国際大学心理学部臨床学田中秀樹研究室

＊体内時計について

『睡眠リズムと体内時計のはなし』山元大輔
『生物時計はなぜリズムを刻むのか』ラッセル・フォスター、レオン・クライツマン　本間徳子・訳
『時間の分子生物学』粂和彦
『きちんとわかる時計遺伝子』産業技術総合研究所 産総研

＊子どもの睡眠について

『眠りで育つ子どもの力』白川修一郎
『子どもの睡眠―眠りは脳と心の栄養』神山潤
『シアーズ博士夫妻のベビースリープブック』ウイリアム シアーズ　マーサ シアーズ

＊女性の睡眠について

『女性のための睡眠バイブル』渋井佳代・遠藤拓郎

＊社会と睡眠環境・寝具と文化について

『日本人の生活時間―NHK国民生活時間調査』NHK放送文化研究所 日本放送協会放送文化研究所
『ぐっすり眠れる寝具&快眠術』芳住邦雄・加藤義一
『ねむりと寝具の歴史』渋谷敬治
『ベッドの文化史』ローレンス ライト　別宮貞徳　片柳佐智子
『羽毛と寝具のはなし―その歴史と文化』羽毛文化史研究会
『昔からあった日本のベッド―日本の寝具史』小川光暘

白川修一郎（しらかわ・しゅういちろう）

日本睡眠改善協議会常務理事、睡眠評価研究機構代表、日本睡眠学会理事、元国立精神・神経センター精神保健研究所老人精神保健研究室長。睡眠科学、脳生理学を専門とする睡眠研究の第一人者で、医療・福祉分野へ睡眠科学を導入し、脳の機能改善や心の健康作りを指導。著書に『眠りで育つ子どもの力』（東京書籍）、監修に『基礎講座　睡眠改善学』（ゆまに書房）など多数。

内海裕子（うつみ・ひろこ）

日本睡眠改善協議会 認定 睡眠改善インストラクター。生活情報サイトAllAbout「健康・医療チャネル」プロデューサー・編集者として、「睡眠・快眠」ガイドサイトを立ち上げる。現在、「tsumugi lifestyle labo」代表、ライフスタイル研究家として、各種メディアにて執筆、講演活動など情報発信を行う。著書に『手帳美人の時間術』（マガジンハウス）、『ママのための子育てツイッター入門』（ディスカヴァー21）など多数。

だいわ文庫

ぐっすり眠《ねむ》ってスッキリ目覚《めざ》める
快眠《かいみん》のための朝《あさ》の習慣《しゅうかん》・夜《よる》の習慣《しゅうかん》

著者　内海裕子《うつみひろこ》
白川修一郎《しらかわしゅういちろう》＝監修

二〇一一年五月一五日第一刷発行

発行者　佐藤　靖
発行所　大和《だいわ》書房
東京都文京区関口一－三三－四　〒一一二－〇〇一四
電話　〇三－三二〇三－四五一一
振替　〇〇一六〇－九－六四二二七

装幀者　鈴木成一デザイン室
本文デザイン　松好那名（マッツワーク）
イラスト　梶谷牧子　本文組版　キャップス
本文印刷　厚徳社　カバー印刷　山一印刷
製本　小泉製本

ISBN978-4-479-30338-1
乱丁本・落丁本はお取り替えいたします。
http://www.daiwashobo.co.jp